Jean Pütz · Christine Niklas

Natürliche Kosmetik selbst gemacht –

DIE SANFTE ALTERNATIVE

EINFACHE REZEPTE UND PRAKTISCHE TIPPS

vgs

Die Deutsche Bibliothek – CIP-Einheitsaufnahme

Pütz, Jean:
Natürliche Kosmetik selbstgemacht – die sanfte Alternative : einfache Rezepte und praktische Tipps / Jean Pütz ; Christine Niklas. – Köln : vgs, 2000
(Hobbythek)
ISBN 3-8025-1444-0

Bildquellen:
Nattermann Phospholipid GmbH, Köln: S. 34, Abb. 27
Cornelis Gollhardt & Jörg Zaber, Düsseldorf: S. 58, Abb. 48
alle übrigen Fotos: Cornelis Gollhardt/Stephan Wieland, Köln

Titelbild: Bavaria Bildagentur © Prince

Grafiken:
Atelier Kremin, Bergisch Gladbach: S. 12, Abb. 6, S. 13, Abb. 7;
S. 33, Abb. 26
alle übrigen Grafiken: Designbureau J. Kremer/G. Mahler, Köln

Umschlaggestaltung: Alexander Ziegler
Redaktion: Michael Büsgen
Produktion: Wolfgang Arntz
Satz: Kalle Giese, Overath
Druck: Westermann Druck, Zwickau
Printed in Germany
ISBN 3-8025-1444-0

Inhaltsverzeichnis

Liebe Leserinnen und Leser,

Eine Frage zur Einleitung, die uns von vielen Zuschauern und Freunden, aber auch von Gegnern immer wieder gestellt wird:
Was hat die Hobbythek an sich, dass sie mittlerweile 26 Jahre alt geworden ist und zur Zeit ihre größten Erfolge feiert – zumindest was Zuschauerzahl und Buchverkauf anbelangt? Nicht zu vergessen die Tatsache, dass uns noch nie so viele Jugendliche zuschauten. Nun, ich denke, es liegt möglicherweise daran, dass wir von unserer Sache absolut überzeugt sind. In einer Zeit, in der der Mensch immer mehr durch extrem aufwendige Werbung und scheinbare Bequemlichkeit verführt wird, tut objektive Aufklärung über Wirkungen und Nebenwirkungen von vielen Produkten, die uns die Volkswirtschaft bietet, not.
Dazu gehören auch Berichte über wissenschaftlich-technische Hintergründe! Insofern ist die Hobbythek auch eine Wissenschaftssendung, allerdings eher indirekt – sozusagen ein trojanisches Steckenpferd – um Sachverhalte zu übermitteln, die wichtig zum Verständnis unserer durch Wissenschaft und Technik geprägten Umwelt sind. In einer Zeit, in der das aktive Hinhören, Lesen und Hinschauen immer mehr aus der Mode kommt, ist ein solcher Vermittlungstrick wohl legitim. Dabei sind wir davon überzeugt, dass die meisten Menschen viel intelligenter sind als sie selbst glauben. Das heißt, sie sind durchaus in der Lage, den Technokraten und selbst ernannten Gurus aus Politik, Verwaltung, Wissenschaft und Technik auf die Finger zu schauen. Die Bürger brauchen dazu aber Basisinformationen, oft versperren sie sich selbst diesem Ansinnen, weil sie schulgeschädigt sind oder es ablehnen, sich kurzfristig zu konzentrieren. Mit der Hobbythek gelingt uns dies aber regelmäßig bei meist 1,5 Millionen Zuschauern bundesweit. Darauf sind wir stolz.
Die zweite Ursache für den lang anhaltenden Erfolg mag darin begründet sein, dass wir uns nie mit Gegebenheiten abfinden, die im Dienste des Verbrauchers oder der Umwelt verbesserungsbedürftig sind. Deshalb haben wir viele Produkte und Methoden entwickelt, die echte Alternativen bieten, ohne nörglerisch oder weltverbesserlich daher zu kommen. Dabei hat sich herausgestellt, dass der Alltag genauso bequem und erträglich bleibt, allerdings bei erheblicher Schonung der Umwelt und unserer Gesundheit.
Beispiel Frusip's: Vielleicht die größte Erfindung der Hobbythek.
Fast alle Fruchtsäfte und Getränke, die im Supermarkt angeboten werden, werden aus Konzentraten hergestellt. Warum wurden dem Verbraucher diese Konzentrate nicht in die Hand gegeben, damit er sie sich selbst verdünnen und nach Geschmack süßen kann, zum Beispiel extrem kalorienarm mit unserer »gesunden« Süßstoffkombination »Lightsüß«?
Als die Getränkefachleute uns die kalte Schulter zeigten und gar behaupteten, es wäre unmöglich, solche Konzentrate herzustellen und zu vertreiben, habe ich persönlich die Initiative ergriffen und bewiesen, dass sogar 40 Fachkonzentrate ohne künstliche Zusatzstoffe, ohne Konservierung machbar sind, von weit besserem Geschmack als viele Getränke aus der Dose, Flasche oder Tüte. 50 unterschiedliche Geschmacksarten sind mittlerweile so entstanden und werden in den Läden, die regelmäßig die Rohstoffe zur Realisierung unserer Rezepte führen, verkauft.
Wir haben nachgerechnet: Immerhin haben wir dadurch 200.000 Lastwagen, die das Verdünnungswasser hätten transportieren müssen, von der Straße bekommen – abgesehen von

dem gesundheitlichen Nutzen, denn die Frusip's können auch Trinkmuffel zur verstärkten Flüssigkeitsaufnahme animieren.
Gleiches gilt für andere Produkte wie Reinigungs- und Waschmittel, zum Beispiel das »Oranex« (hergestellt aus ätherischem Orangenöl), oder der mittlerweile extrem vereinfachte Waschmittelbaukasten (Wäsche wird schon bei maximal 40 °C genau so hygienisch sauber wie Kochwäsche), oder viele, viele Produkte aus der Dritten Welt unter dem Motto »Hilfe zur Selbsthilfe« (zum Beispiel Zimtsohlen aus Vietnam, Transfair-Kaffee aus Costa Rica, Grüner Tee aus einem kleinen Bergdorf in China, Cashewnüsse aus einer Mütterinitiative aus Honduras, usw.).

Extrem erfolgreich und nachhaltig waren aber vor allen Dingen auch unsere Rezepte zum Thema »Kosmetik zum Selbermachen«. Dazu erschienen seinerzeit zwei Hobbythekbücher: »Cremes und sanfte Seifen« und »Schminken, pflegen, schönes Haar«, die allerdings leider vergriffen sind. Deswegen auch dieses neue Buch, dass – dem Trend der Zeit folgend – erheblich vereinfachte Rezepte bringt. In der Regel reichen ca. 5 Minuten zum Zubereiten aus. Neue, extrem leistungsfähige und sanfte Wirkstoffe dienen der Gesundheit und schonen den Geldbeutel, bei gleicher oder sogar besserer Wirkung als bei teurer Luxusmarkenware. Besonders angebracht ist das Selbstrühren für alle diejenigen, die allergieanfällig sind. Immerhin hat ein Universitätsprofessor auf Basis dieser Wirkstoffe ein Antiallergie-Programm entwickelt, sozusagen auf Rezept.
Beim Zustandekommen dieses Buches war zunächst unsere langjährige Mitarbeiterin Christine Niklas beteiligt. Sie hat mit sehr viel Mühe auch eine Menge Grundlagen und Rezepte entwickelt. Gleichzeitig bedanke ich mich aber auch bei den von der praktischen Seite her gesehen unschlagbaren Mitarbeitern: Birgit Krämer, Claudia Kapschinski und Marcel Boese.

Viel Spaß bei der Umsetzung unserer Ratschläge und Rezepte.

Ihr

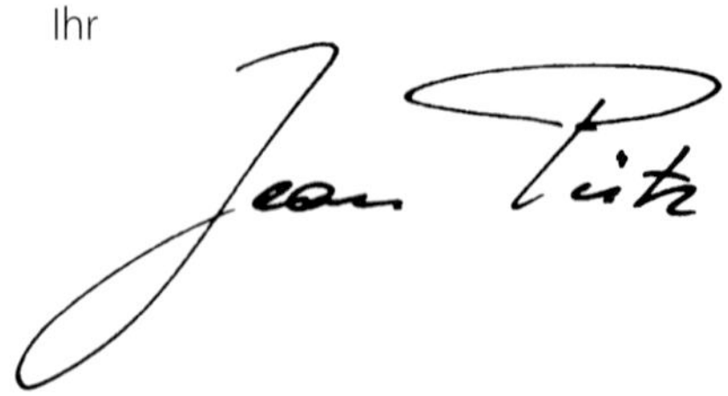

Wissenswertes zum Start

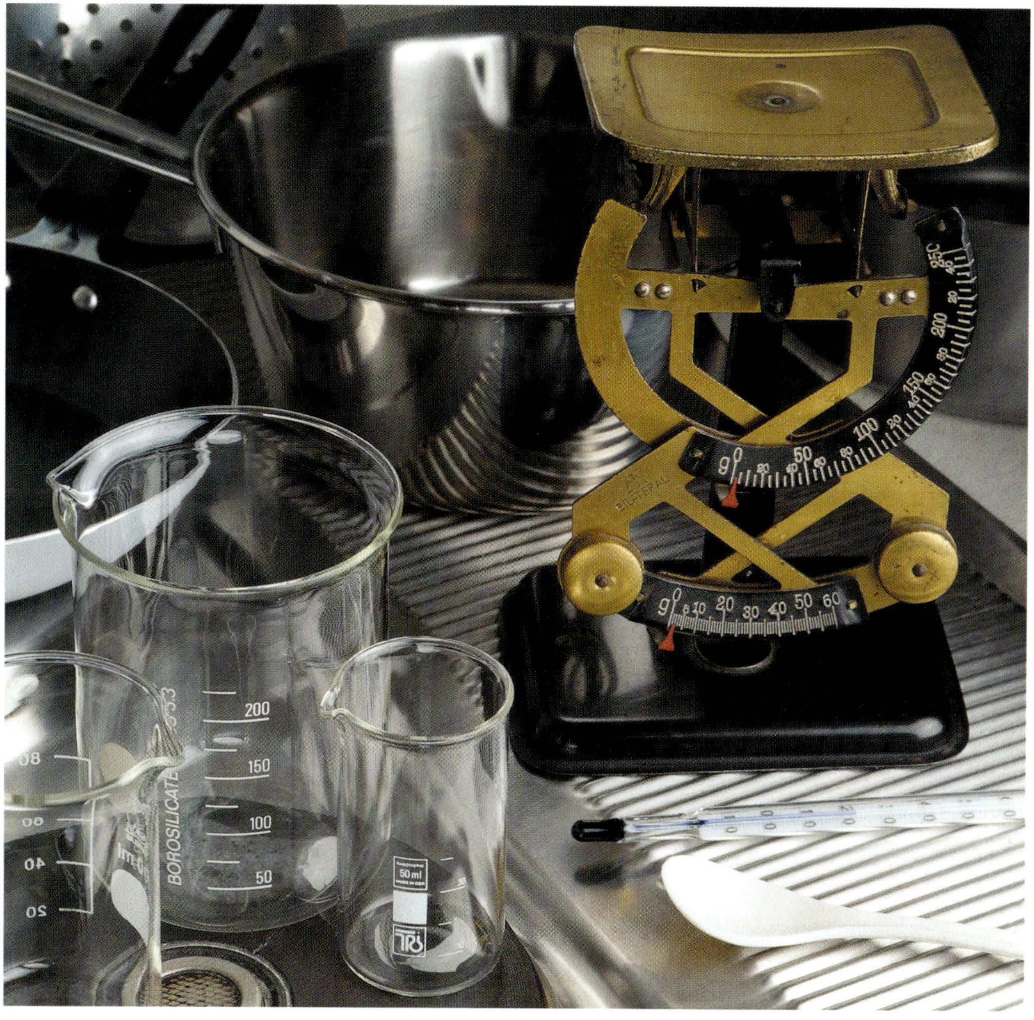

Kosmetik zum Selbermachen – warum?

Seit es der Hobbythek 1986 erstmals gelungen ist, in Deutschland die Kosmetik zum Selbermachen auf breiter Front hoffähig zu machen, haben wir konsequent sowohl die Methoden als auch die Auswahl der Rohstoffe weiterentwickelt. Mittlerweile sind wir in der Lage, eine große Palette von Kosmetikprodukten zu präsentieren, die denen der Kosmetikkonzerne in nichts nachstehen. Im Gegenteil: Selbst hergestellt, bringen sie Vorteile, die nicht nur unzählige Menschen durch ihre Qualität überzeugt haben, sondern die auch dazu beitragen, den Geldbeutel erheblich zu schonen – und das, obwohl wir Ihnen genau dieselben Inhaltsstoffe anbieten können, mit denen die Kosmetikindustrie ihre teilweise utopischen Preise rechtfertigt. Ein weiterer großer Unterschied zu den Fertigprodukten ist die unserer Ansicht nach völlig unnötige starke Konservierung. Für den Handel ist es natürlich ein großer Vorteil, wenn zum Beispiel eine Creme 2–3 Jahre ihre Verkaufsfähigkeit behält. Aber ob es der Haut gut tut? Viele Inhaltsstoffe, die eingesetzt werden, dienen jedenfalls nicht der Gesundheit der Haut, sondern ausschließlich der Haltbarkeit und Stabilität der Cremes. So ist es kein Wunder, dass selbst eine simple Hautcreme nicht selten aus 15 und mehr unterschiedlichen Substanzen besteht, obwohl wir beweisen werden, dass wesentlich weniger völlig ausreichen.
Bei der kommerziellen Kosmetik hat sich endlich die Deklaration der Inhaltsstoffe, die INCI, durch die neue Kosmetikverordnung EU-weit durchgesetzt. Der Arzt hat jetzt die Möglichkeit, bei Patientenallergien sich die Inhaltsstoffe der Creme auf mögliche Unverträglichkeiten anzusehen. Der Verbraucher kann aber mit diesem „Fachchinesisch" wenig anfangen.
Solche Probleme haben Sie nicht, wenn Sie sich Ihre Kosmetik nach den Rezepten der Hobbythek selbst herstellen. Eins unserer wichtigsten Prinzipien besteht darin, dass wir so wenig Substanzen wie möglich einsetzen. Das ist zwar manchmal mit einer Stabilitätseinbuße verbunden, aber eine selbst gerührte Creme sollte sowieso zum baldigen Verbrauch bestimmt sein. Wollen Sie sich sogar ganz gegen Konservierungsstoffe entscheiden, was bei unseren Rezepten ja jederzeit möglich ist, dann ist die Haltbarkeit auf 8 Tage beschränkt. Aber selbstverständlich bieten wir Ihnen vertretbare Konservierungsmethoden und -stoffe an. Wir wissen auch, dass es wesentlich bequemer ist, nur alle 3–4 Wochen seine Creme herzustellen. Ein Tipp dazu: Wir haben festgestellt, dass es durchaus möglich ist, eine größere Menge Creme zuzubereiten und sie in kleinen Töpfchen portionsweise einzufrieren. Bei Bedarf kann eine solche Portion dann bei Zimmertemperatur aufgetaut werden. Aber wie gesagt, es steht Ihnen frei, auch Konservierungsstoffe einzusetzen. Allerdings sollten Sie bei Allergieanfälligkeit in jedem Falle einen Verträglichkeitstest durch Ihren Hautarzt durchführen.

Wir geben der Natur den Vorrang

Ein weiteres Prinzip, dem wir von der Hobbythek uns unterworfen haben, besteht darin, dass wir absolute Priorität auf die Verwendung von natürlichen Substanzen setzen. Trotzdem sind wir keine Ideologen wider besseres Wissen, die jedes Naturprodukt kritiklos hinnehmen. Wir haben jeden Stoff auf Herz und Nieren geprüft – auch auf mögliche Nebenbestandteile wie Schwermetalle, Pestizide usw. Erst dann haben wir uns jeweils dafür oder dagegen entschieden. Die Hobbythekanbieter sollten von ihrem Lieferanten vor Auftragsvergabe ein Analysezertifikat und Sicherheitsdatenblatt des jeweiligen Rohstoffes anfordern. Erst nach Prüfung und Freigabe dieser Papiere empfehlen wir ihnen, einen Rohstoff ins Sortiment aufzunehmen. Besondere Sorgfalt muss auf mögliche Verunreinigungen durch Pestizide und andere Schadstoffe gelegt werden.
Als Beispiel seien hier natürliches Bienenwachs sowie ätherische Öle angeführt. Beide Substanzen können leicht mit Pestiziden verunreinigt werden, denn wenn die Nutzpflanzen im Herkunftsland einem intensiven chemischen Pflanzenschutz ausgesetzt sind, ist es kaum auszuschließen, dass die Pestizide sich nachher auch in den Endprodukten befinden.

Fünf Minuten genügen

Wie Sie schon im Vorwort lesen konnten, widmen wir dieses Buch der „Einfachheit". Wir haben daher all die Rezepte aus unserem Kosmetikrepertoire berücksichtigt, die ohne viel Aufwand und mit einfachsten Mitteln zu Hause verwirklicht werden können. Diese überarbeitete Ausgabe greift auf altbewährte Rohstoffe zurück und benutzt da, wo nicht mehr zeitgemäß, neue moderne Rohstoffe, die im Laufe der 10-jährigen Geschichte dieses Buches auf dem Kosmetikmarkt neu entwickelt wurden.
Für jeden Anwendungszweck finden Sie mehrere Rezepte zur Auswahl – dies war implizit zwar auch in den bisherigen Hobbythek-Büchern der Fall, aber aus Ihren Zuschriften und durch eine spezielle Kundenbefragung erfuhren wir, dass viele durch die etwas abstrakten Darstellungen und die vielen Wahlmöglichkeiten innerhalb der Rezepte eher verwirrt wurden. Wir haben daraus gelernt und die Rezepte entsprechend konkretisiert.
Selbstverständlich finden Sie hier auch völlig neue Rezepte, die durch Hinzunahme neuer Substanzen möglich wurden. Damit dieses Buch übersichtlich bleibt, haben wir auf die sonst übliche ausführliche Beschreibung der verwendeten Substanzen und auf weitergehende wissenschaftliche Hintergrunderklärungen bewusst verzichtet.
Langer Rede kurzer Sinn: Kommen wir zu unserer „Natürlichen-Kosmetik" zum Selbermachen und beginnen mit der Beschreibung der wichtigsten Prinzipien.

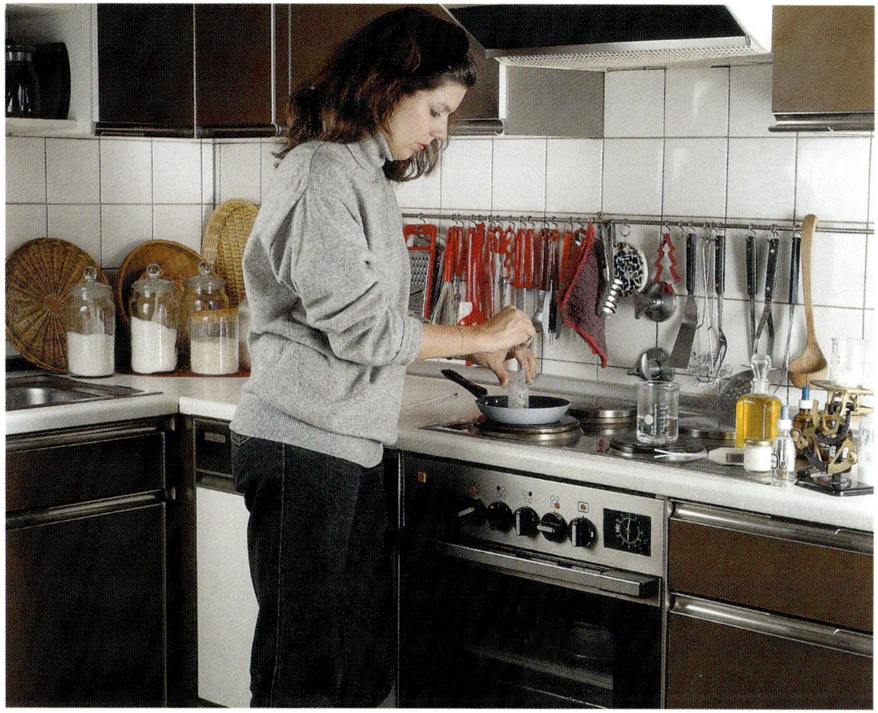

Abb. 2: Unsere „Natürliche Kosmetik" lässt sich in jeder Küche mit nur wenigen zusätzlichen Hilfsmitteln schnell und einfach selbst herstellen.

So wird's gemacht

Hilfsmittel im Vorfeld

Sie brauchen für unsere „ Natürliche Kosmetik" zum Selbermachen keine aufwendige Ausrüstung, das meiste finden Sie sicherlich bereits in Ihrer Küche vor, wie zum Beispiel: Eierlöffel aus nicht rostendem Stahl und aus Kunststoff, eine kleine Pfanne, verschiedene kleine Töpfe und eine Herdplatte. Arbeitserleichternd kann ein Mikrowellenherd sein, erforderlich ist er aber nicht.
In den Läden, die die Hobbythekzutaten führen (siehe Bezugsquellenverzeichnis), erhalten Sie äußerst preiswert Bechergläser mit Milliliterskala. Davon empfehlen wir einen Dreiersatz, zum Beispiel 30 ml, 50 ml und 250 ml. Diese Becher bestehen aus feuerfestem

Glas und können direkt auf die elektrische Herdplatte gestellt werden. Unbedingt erforderlich ist eine einigermaßen genaue Waage, zum Beispiel eine Briefwaage mit möglichst zwei Messbereichen, einem Feinmessbereich bis 50 g und einem groben bis 250 g. Wenn Sie etwas mehr Geld anlegen können, dann empfehlen wir eine elektrische Digitalwaage, die kann sich sowieso im Haushalt sehr nützlich machen.
Das gleiche gilt für ein Thermometer, das im Messbereich bis 130 °C liegen sollte, allerdings kommen Sie bei den meisten Rezepten durchaus ohne exaktes Messen der Temperatur zurecht. Auch darin unterscheidet sich unsere neue, vereinfachte Methode von der bisherigen.
Zum Abfüllen der Kosmetikprodukte können Sie bereits vorhandene Cremetöpfchen verwenden, die Sie natürlich vor Gebrauch gründlich mit kochendem Wasser oder Alkohol reinigen müssen, oder aber Sie kaufen sich geeignete Tiegel aus Glas oder Kunststoff, die sich mühelos reinigen lassen.

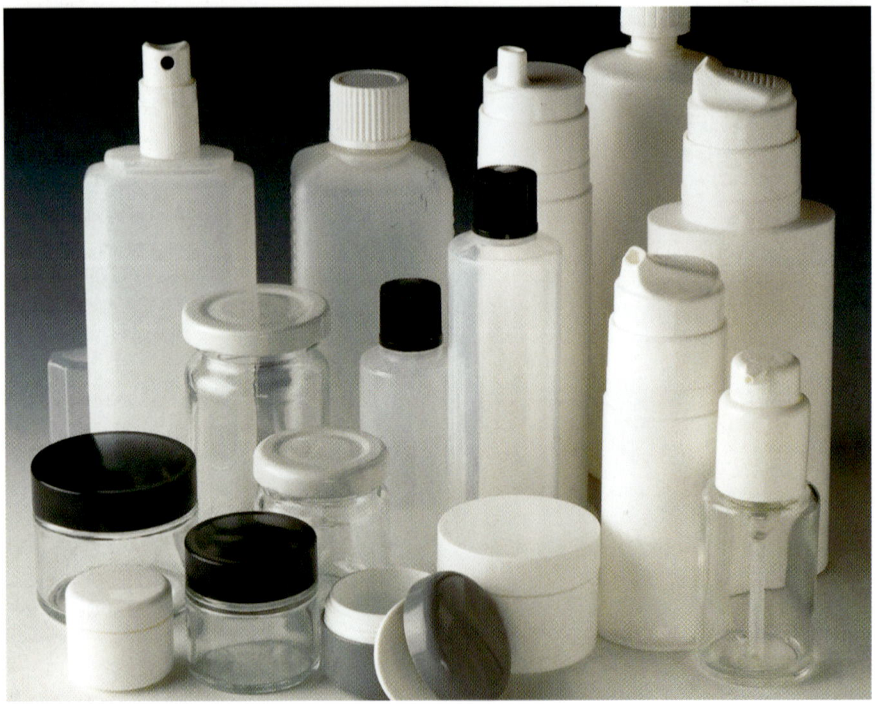

Abb. 3: Solche Dosen, Flaschen und Pumpspender eignen sich hervorragend zum Abfüllen Ihrer selbst hergestellten Cremes und Lotionen.

Ein Wort zur Hygiene

Die Initiative der Hobbythek, die Kosmetik zum Selbermachen für größere Bevölkerungsgruppen zu erschließen, hat auch Kritiker, vor allem aus Kreisen der industriellen Kosmetik, laut werden lassen. Vielen Angriffen konnten wir ohne Mühe begegnen; zum Teil hatten diese Fachleute sich nicht einmal die Mühe gemacht, unser System genauer anzuschauen. Der Hintergrund ihres Protestes ist offensichtlich:
Die Branche befürchtet, dass eine lästige Konkurrenz heranwächst. Aber auch die sachliche und detaillierte Verbraucheraufklärung durch uns passt vielen nicht ins Konzept.
Das einzige Argument, welches übrig bleibt, ist das der Hygiene. Da wird immer wieder behauptet, dass es in der heimischen Küche unmöglich sei, keimfreie kosmetische Produkte herzustellen. Auf den ersten Blick haben diese Kritiker natürlich recht. Keimfreiheit ist tatsächlich nicht zu erreichen. Die Frage ist allerdings, ob das überhaupt nötig ist. Die Anzahl der Keime auf der Haut beträgt in der Regel über 100.000 pro Quadratzentimeter. Es tummeln sich hier viele unterschiedliche Bakterienarten, die meisten sind aber Gott sei Dank gutartig, weil unser Organismus gelernt hat, damit umzugehen. Bei der kommerziellen Kosmetik muss sehr genau darauf geachtet werden, dass die Keimzahl bestimmte vorgeschriebene Werte nicht überschreitet, denn bei einer Haltbarkeitsdauer von 30 Monaten ist das Vermehrungspotential der Bakterien in

einer Creme erheblich. Bei unseren Produkten, die ja in jedem Fall zum baldigen Verbrauch bestimmt sind (unkonservierte und gekühlte Produkte innerhalb von 8 Tagen, konservierte Produkte innerhalb von 3–6 Monaten) ist diese Gefahr wesentlich geringer. Trotzdem sollte auch beim Selbstanrühren auf die Sauberkeit der Werkzeuge (Töpfe, Becher, Gläser, Rührhilfen, Abfüllgefäße usw.) ebenso wie auf die der Rohstoffe höchster Wert gelegt werden. Spülen Sie deshalb einerseits alles nach Gebrauch gut ab, und waschen Sie sich vor Beginn der Arbeiten die Hände sorgfältig, und bewahren Sie andererseits auch die Rohstoffe sachgerecht auf. Von Seiten der Bezugsläden können Sie höchste Sorgfalt erwarten, denn wir haben ihnen einen Katalog vorgelegt, worin sie sich verpflichten, strenge Hygienevorschriften beim Abpacken einzuhalten. Auch die Lieferanten der Rohstoffe halten zusätzlich bei Produkten, die zum Beispiel Eiweiß oder Kohlenhydrate enthalten, eine bestimmte Mindestkeimzahl ein, die weit unter den lebensmittelrechtlichen Vorschriften liegt.
Daher empfiehlt es sich auch, das für die Creme benötigte Wasser abzukochen.
Sollte trotz aller Vorsichtsmaßnahmen eine Creme ranzig riechen oder sich in Farbe oder Konsistenz verändern, werfen Sie die Creme einfach weg und rühren Sie das nächste Mal dann vielleicht etwas weniger an.

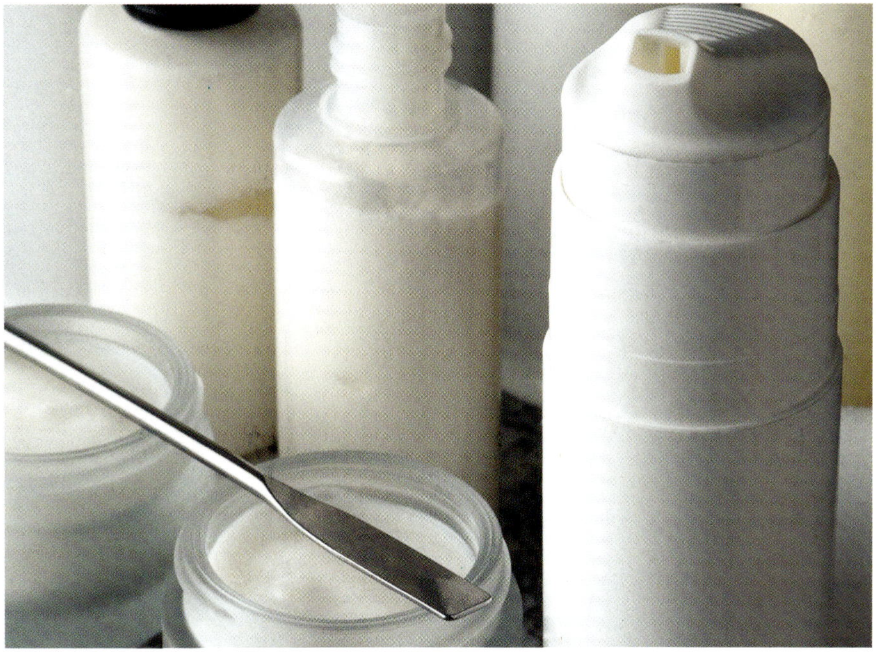

Abb. 4: Um Ihre Cremes bei der Entnahme mit dem Finger nicht unnötig zu verunreinigen, sollten Sie sie in Pumpspender oder flexible Plastikflaschen, aus denen Sie sie problemlos herauspressen können, abfüllen oder aus Döschen mit einem Spatel entnehmen.

Die Emulsion: Das A und O einer Creme

Das Problem jeder Emulsion ist, dass Fett und Wasser sich Spinnefeind sind. Wenn sie zusammenkommen, trennen sie sich umgehend wieder. Das leichtere Fett bzw. Öl schwimmt obenauf, und es bildet sich eine scharfe Trennlinie (*siehe Abbildung 5*).
Nun braucht die Haut sowohl Feuchtigkeit als auch Fett. Das kommt schon dadurch zum Vorschein, dass das natürliche Hautfett eine erhebliche Menge Wasser enthält. Der Natur ist es also gelungen, trotz der Unvereinbarkeit von Wasser und Öl beide zusammenzubringen, und zwar in feinster Verteilung. Das Geheimnis besteht darin, dass in diesem Hautfett sozusagen eine Brücke zwischen Fett und Wasser geknüpft wurde, und nicht nur bei uns Menschen: Wie fast alles haben wir es von unseren tierischen Vorfahren übernommen. Das Hautfett, häufig auch Talg genannt, diente ursprünglich dazu,

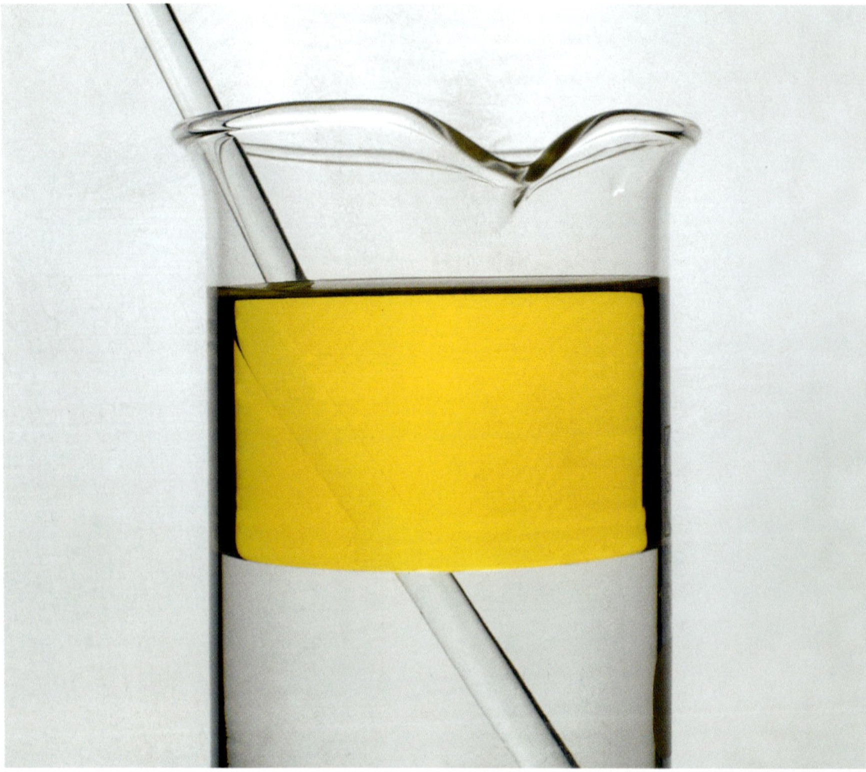

Abb. 5: Ohne Emulgator lassen sich Öl und Wasser nicht vermischen, sie trennen sich umgehend wieder.

den Pelz, also Milliarden von feinsten Schutzhärchen, zu pflegen. Als ein Beispiel sei das Wollfett des Schafs, das Lanolin, genannt. Dieses Lanolin ist gerade in der Naturkosmetik ein gern eingesetzter Emulgator. Jedoch reagieren gerade empfindliche Leute mit Allergien auf das Lanolin. Man fand heraus, dass nicht das Lanolin der Allergieauslöser war, sondern die Verunreinigung durch Pestizide. Die Schafe werden häufig mit Pestiziden behandelt, da die Schafwolle ein beliebter Tummelplatz für Parasiten ist. Bei der Gewinnung des Fettes aus der Schafwolle gelangen dann die Pestizide mit in die Salbengrundlage. Daher ist es wichtig, rückstandskontrolliertes Lanolin zu verarbeiten. Das Problem der möglichen Verunreinigung ist einer der Gründe, weshalb wir in unseren Rezepten schon immer auf das Lanolin verzichtet haben, obwohl es als natürliche Cremegrundlage durchaus gut geeignet sein kann, denn es enthält die Brückensubstanz, den Emulgator, der Öl und Wasser zusammenbringt. Gott sei Dank gibt es aber auch andere Emulgatoren.

Wie Wasser und Öl zusammenkommen

Vereinfacht kann man sich einen Emulgator wie in *Abbildung 6* dargestellt vorstellen, d. h. wie eine Keule, deren Kopf den wasserliebenden Teil bildet, während der Stiel fettliebend ist. Ein natürlicher Emulgator, der noch bessere Eigenschaften als derjenige des Lanolins besitzt, ist das Lecithin. Das gilt vor

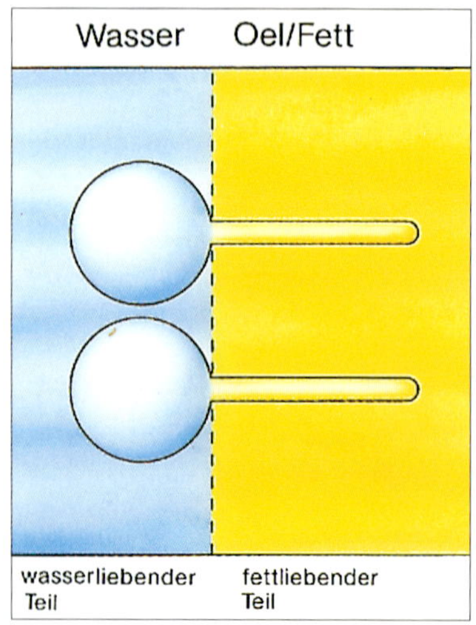

Abb. 6: Das Emulgatormolekül bildet die Brücke zwischen Öl/Fett und Wasser.

allen Dingen für die Lecithin-Sorten, die wir für Sie gefunden haben. Lecithin ist im Grunde der umgangssprachliche Ausdruck. Wissenschaftler bezeichnen diese Stoffgruppe als Phospholipide. Lecithin ist auch ein wichtiger Bestandteil der Haut. Es ist die Substanz, die generell allen Körperzellen die äußere Hülle, die Membran, verleiht. Die einzelnen Lecithin-Moleküle ordnen sich dabei schön in Reih und Glied zur Membran an, so wie Sie es in *Abbildung 7* sehen. Die wasserliebenden Köpfe fühlen sich von der wässrigen Körperflüssigkeit angezogen, während die fettliebenden Schwänze ins Fett reichen, das sich auch stets im Umfeld des dünnen Membranhäutchens befindet. In die Zellmembran sind dann noch, wie Sie in der *Abbildung 7* erkennen können, einzelne Eiweißkörper eingebaut, die einerseits den Stoffwechsel der inneren Zelle mit der Umgebung gewährleisten, andererseits aber auch für den Informationsaustausch und für die Fremdkörperabwehr wichtig sind.
Ebenfalls eine wichtige Rolle spielen die Cholesterinpartikel. Beim Cholesterin handelt es sich um ein Fett, das die Membran in Form hält. Sie haben richtig gelesen: Das häufig so gescholtene Cholesterin ist hier unentbehrlich. Wenn allerdings der Cholesterinanteil zu hoch wird, kann es die Membran verhärten, die Elastizität der Zelle nimmt ab, und es entstehen Falten an der Außenhaut, oder es bilden sich Ablagerungen in den Adern.
Soweit zur Beschreibung des Lecithins. Wesentlich mehr dazu finden Sie in unserem Hobbythek-Buch „Gesundheit mit Kräutern und Essenzen". Wir wollten hier nur deutlich machen, dass Lecithin hervorragend als natürlicher Emulgator zur Cremeherstellung geeignet ist (siehe Fluidlecithin Cm und Fluidlecithin Super, *Seite 24*). Sie können damit wirklich eine hervorragende, reine Naturkosmetik herstellen, sogar kaltgerührte Cremes, d. h., dabei brauchen Sie noch nicht einmal ihren Herd zu Hilfe zu nehmen.

Lecithin in dieser reinen Form beinhaltet im übrigen kein Allergiepotenzial; es hat allerdings einen leichten Eigengeruch, der nicht jedermanns Sache ist. Aber das ist kein Problem, denn wir haben auch andere naturnahe und äußerst bewährte Emulgatoren in unserem Programm: Tegomuls und Emulsan. Sie sind durch eine leichte chemische Variation von natürlichen Fetten und im Falle von Emulsan aus Pflanzenöl und Zucker gewonnen worden (*vgl. Seite 17*).

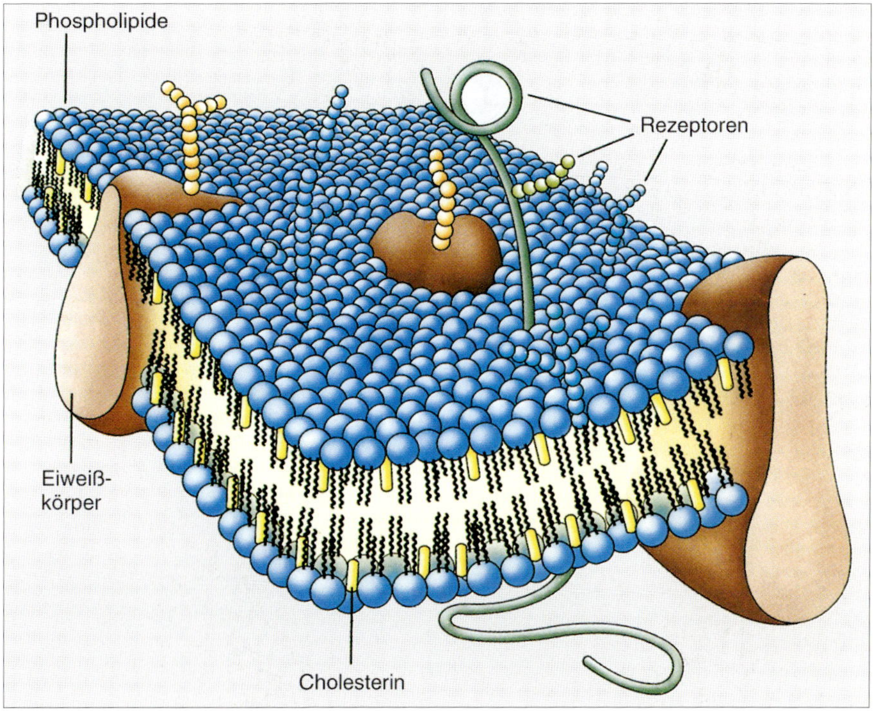

Abb. 7: Die Lecithin-Moleküle ordnen sich in Reih und Glied zur Zellmembran, wobei die wasserliebenden Köpfe nach außen und die fettliebenden Fortsätze nach innen weisen.

Wasser in Öl oder Öl in Wasser

Die äußerliche Qualität einer Creme, d. h. ihre Stabilität, wird unter anderem durch die Gleichmäßigkeit der Emulsion geprägt. Grundsätzlich gibt es zwei Arten von Emulsionen:
1. Die Öl-in-Wasser-Emulsion (O/W)
2. Die Wasser-in-Öl-Emulsion (W/O)
Zusätzlich gibt es noch Mischformen mit jeweils unterschiedlichen Anteilen. Die O/W-Emulsion wirkt auf der Haut besonders angenehm. Sie ist leicht, spendet mehr Feuchtigkeit und zieht besser ein bzw. verdunstet schneller. Wir empfehlen sie deshalb für Tages- und Nachtcremes.
Mit unseren Emulgatoren Tegomuls und Emulsan II bildet sich bei Wassergehalten über 50 % ein solcher Emulsionstyp, bei geringeren Wasseranteilen entstehen meist Mischformen. Mit Lecithin kommen eher Wasser-in-Öl-Emulsionen zustande, aber auch hier ist der Wassergehalt für die Emulsionsart entscheidend. Oberhalb von 50 % Wasser geht es nahtlos von W/O-Emulsionen zunächst in Mischformen über, um bei Emulsionen von mehr als 65 % Wasser sogar in O/W-Typen zu münden. Um Ihnen eine sichere und exzellente W/O-Emulsion bieten zu können, haben wir zusätzlich den Emulgator Emulsan II hinzugenommen. Menschen mit extrem trockener Haut sollten für die Nachtcreme eher einen W/O-Typ wählen, aber darüber hinaus kommt es auf die zusätzlichen Stoffe an, die die Feuchtigkeitsspeicherung erhöhen, zum Beispiel D-Panthenol, Glycerin, Hyaluronsäure usw. (*siehe Rezeptteil*).

Was das Auge sieht

Eine gelungene Emulsion erkennen Sie daran, dass sich aus dem klaren Wasser und dem Öl eine weiße bzw., je nach Inhaltsstoffen, gelbliche, undurchsichtige Creme gebildet hat. An den feinen Öl- bzw. Wassertröpfchen bricht sich das Licht, die Substanz verliert ihre Transparenz und wird milchigweiß. Sollten sich im Abkühlungsprozess oder bei späterer Lagerung Teile vom Öl und Wasser wieder trennen, dann bedeutet das auf keinen Fall, dass die Emulsion verdorben ist. In der Regel reicht kräftiges Schütteln oder zumindest kurzes Erhitzen und nochmaliges Rühren.
Hilft auch dies nicht, dann kann es an den Zutaten liegen. Aber auch diese müssen nicht verdorben sein. Gerade natürliche Substanzen haben, weil sie nicht in der Retorte entstanden sind, manchmal wachstumsbedingte Inhaltsschwankungen, weshalb sie in der Kosmetikindustrie nicht besonders beliebt sind. Wir leisten uns diesen Luxus jedoch bewusst, selbst auf die Gefahr hin, dass die äußere Erscheinung einer Creme nicht immer ideal ausfällt. Entscheidend ist für uns ihre Wirkung auf der Haut. Und da sind wir eben im Großen und Ganzen von der Überlegenheit der natürlichen Substanzen überzeugt.

Erste praktische Tipps

Kommen wir nach diesen kurzen theoretischen Erörterungen zur Praxis. Ein ausschlaggebender Faktor für den Erfolg der Hobbythek-Kosmetik ist sicherlich die Tatsache, dass es uns gelungen ist, das umständliche Abwiegen kleinster Mengen zu umgehen. Unser Trick: Wir empfehlen, die Fettphase, d. h. alle fettliebenden Substanzen inklusive Emulgator, in größeren Mengen anzumischen, damit Sie davon ständig einen Vorrat haben. Die Fettphase sollten Sie im Kühlschrank aufbewahren. Dort hält sie sich ca. 1 Jahr, bei Zimmertemperatur dagegen höchstens 6 Monate. Das liegt daran, dass die eventuell schädlich wirkenden Mikroben zur Vermehrung vor allem Feuchtigkeit brauchen. Erst wenn die Fettphase mit Wasser zur Emulsion vermischt wird, können diese ihre Chance wahrnehmen. Parallel dazu finden Sie in diesem Buch auch Cremes, bei denen Sie die gesamte Fettphase auf einmal verbrauchen.

Die Konservierung

Unkonserviert hält sich eine fertige Creme im normalen Cremetöpfchen, bei sauberem Arbeiten, Entnahme mit einem sauberen Spatel und Aufbewahren im Kühlschrank ca. 1 Woche. (Hinweise zur Hygiene S. 10). Auch portionsweises Einfrieren ist möglich. Mit unserer milden Konservierung Paraben K können Sie mit 1 Tr. auf 10 g Creme ihre Creme für 3 Monate konservieren. Bei 2 Tr. auf 10 g Creme hält ihre Creme ca. 6 Monate. Dieses ist natürlich viel bequemer. Voraussetzung ist aber auch bei der Konservierung sehr sauberes Arbeiten.

Die Fettphase unserer Cremes

Zur Fettphase gehören alle Fette und Pflanzenöle und die Emulgatoren, wie Tegomuls und Emulsan II. Das Erhitzen sollte möglichst schonend erfolgen, und zwar auf kleiner Flamme bei Temperaturen von 65-70 °C. Genaue Temperaturmessung ist nicht unbedingt erforderlich. Sie sollten allerdings berücksichtigen, dass die Wärme nur langsam in das feste Fett eindringen kann. Achten Sie darauf, dass das Öl nicht zu heiß wird, wenn das andere Fett noch nicht geschmolzen ist. Lieber das feuerfeste Becherglas von der Herdplatte entfernen. Die restlichen Substanzen schmelzen weiter im heißen Öl.
Sie können die Fettphase auch in der Mikrowelle erhitzen. Hier schmelzen Öle langsamer als Wasser. Außerdem hängt die richtige Einstellung der Zeit von der Leistung Ihrer Mikrowelle ab. Wir empfehlen Ihnen, sich erst einmal vorsichtig an die richtige Energiestufe und Einschaltzeit heranzutasten.
Ist Ihre gesamte Fettphase aufgeschmolzen, rühren Sie alles noch einmal durch, füllen es in ein Marmeladenglas mit Twist-off-Verschluss und lassen es abkühlen. Oder Sie entnehmen direkt für das erste Rezept die benötigte Fettphasenmenge, die Sie dann mit der Wasserphase zur Creme verrühren.

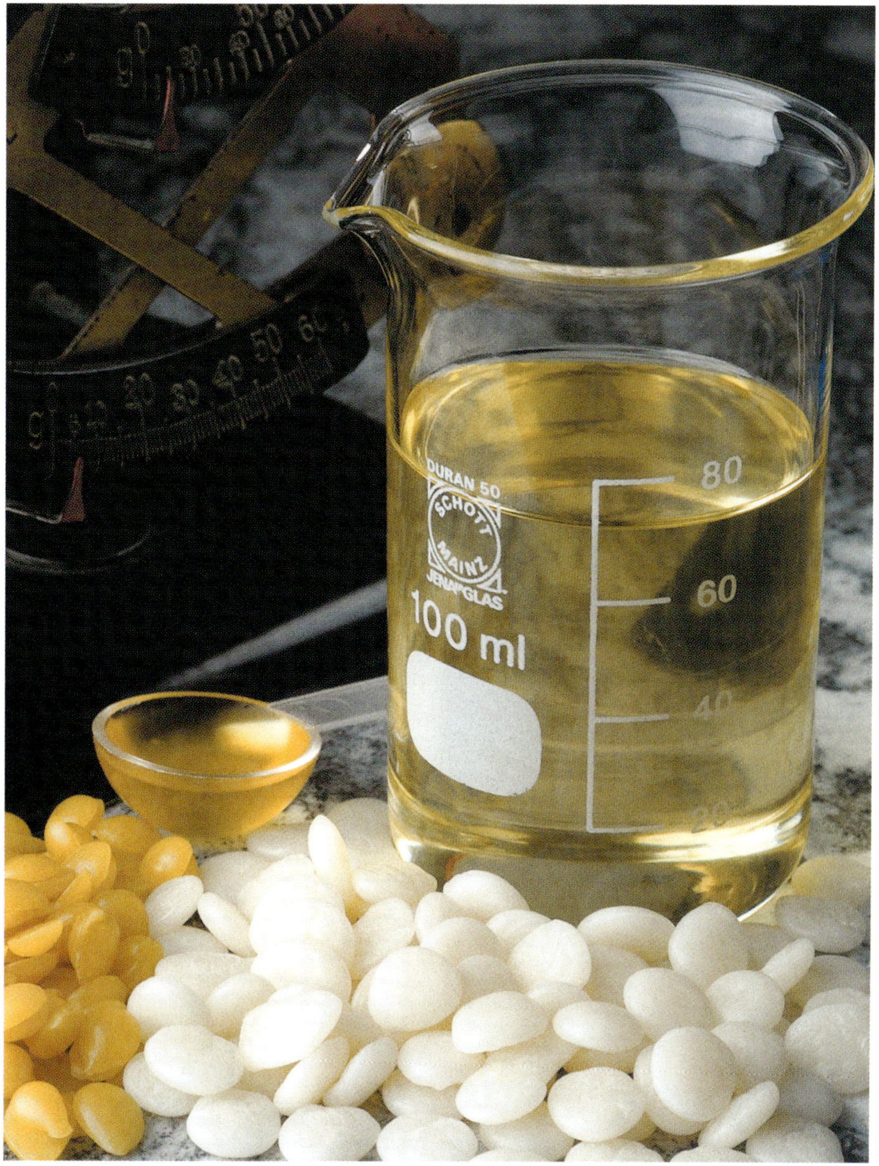

Abb. 8: Zur Fettphase einer Creme gehören alle Fette/Öle, Emulgatoren und ggf. Vitamin E. Hier: Erdnussöl, Fluidlecithin Super, Bienenwachs und Emulsan II.

Die Wasserphase

Sie können für die Wasserphase Leitungswasser nehmen, zumindest wenn es nicht zu hart ist. Kochen Sie das Wasser vorher immer ab. Nur bei sehr hartem Wasser verwenden Sie entmineralisiertes Wasser, das Sie vorher ebenfalls abkochen müssen.
In die Wasserphase kommen gegebenenfalls noch wasserlösliche Wirkstoffe wie Allantoin. Alle anderen Wirkstoffe werden in die handwarme fertige Creme gerührt.
Das gilt ebenso für die ätherischen Öle, weil sie sonst, insbesondere bei heißgerührten Cremes, an Wirksamkeit verlieren können.

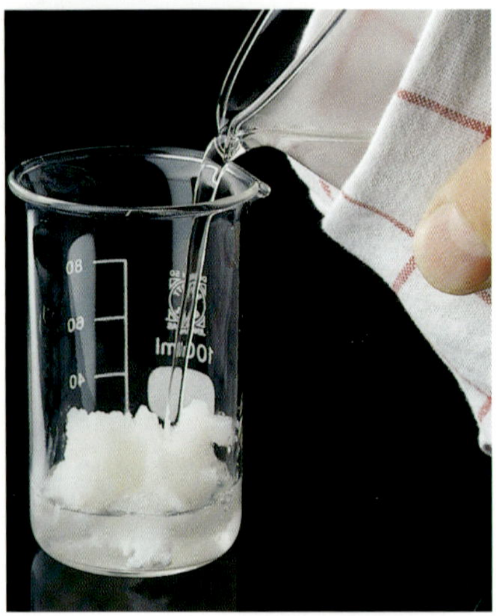

Abb. 9: Die einfachste Methode zur Herstellung einer heiß gerührten Creme: Gießen Sie die kochend heiße Wasserphase auf die Fettphase.

Zubereitung der fertigen Cremes

Dies ist nun tatsächlich die angenehmste Tätigkeit, denn sie ist, sofern nicht gravierende Vorbereitungsfehler gemacht wurden, mit dem unmittelbaren Erfolgserlebnis verknüpft. Bei einer kalt gerührten Creme oder Milch brauchen Sie nur die vorgemischte Fettphase mit der Wasserphase, am besten in dem Gefäß, in dem Sie sie später auch aufbewahren wollen, zusammenzugießen. Geben Sie dann noch die übrigen wasserlöslichen Zusatzstoffe und gegebenenfalls den Konservierungsstoff hinzu, und schütteln Sie kräftig alles zu einer möglichst homogenen Emulsion. Die Herstellung von heißgerührten Cremes ist nur um Nuancen aufwendiger. Dazu stehen Ihnen zwei Möglichkeiten zur Verfügung:
Die einfachste Methode ist, die handwarme Fettphase abzuwiegen, in ein Becherglas zu geben und die Wasserphase dann kochend heiß aufzugießen. Dies geht allerdings nur, wenn das Fett/Wasserverhältnis mindestens 1:2 beträgt, d. h., auf ein Gewichtsanteil Fettphase – kommen zwei Gewichtsanteile Wasser.
Die in dem kochenden Wasser gespeicherte Wärme reicht dann in der Regel aus, um eine Mischtemperatur von über 60 °C zu erzielen. Bei dieser Temperatur schmilzt die verfestigte Fettphase garantiert. Lassen Sie die Fettphase in dem heißen Wasser zunächst unter leichtem Rühren ganz flüssig werden, um sie dann entweder

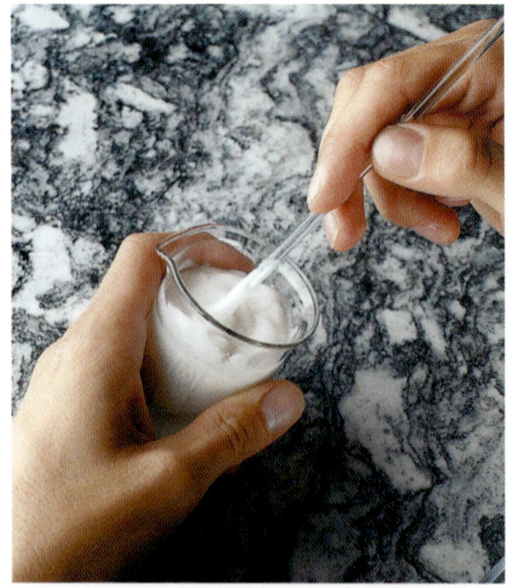

Abb. 10: Die geschmolzene Fettphase wird mit der Wasserphase vermischt a) durch Rühren mit einem Rührstab, Eierlöffel o. ä.,

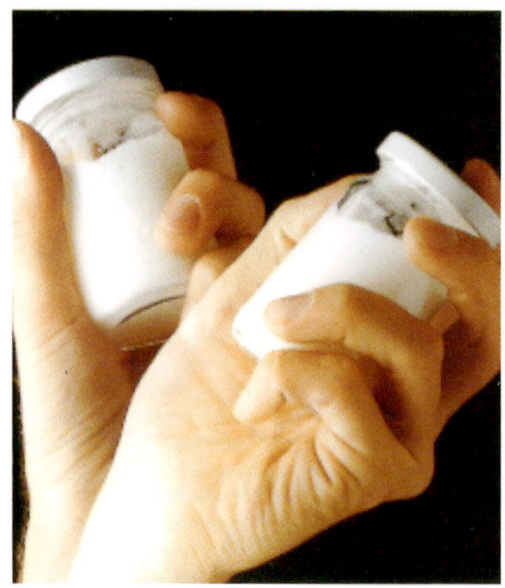

b) durch Schütteln mit einem verschließbaren Glas.

mit einem Rührstab oder einem Eierlöffel kaltzurühren. Es geht auch durch Schütteln in einen gut verschließbaren Glas *(vgl. Seite 16)*. Den Abkühlvorgang können Sie im kalten Wasserbad erheblich beschleunigen: Entweder Sie stellen das Becherglas ins Wasserbad, während Sie die Emulsion rühren, oder Sie tauchen das Gefäß nur von Zeit zu Zeit ins Wasser. Ist die Emulsion etwa auf Handwärme abgekühlt, dann geben Sie die Wirk- und Zusatzstoffe sowie das Parfum und gegebenenfalls den Konservierungsstoff hinzu.
Die zweite Methode ist die klassische: Erhitzen Sie die Fett- und Wasserphase jeweils in einem getrennten Becherglas auf ca. 65–70 °C. Auch hier ist ein Thermometer nicht unbedingt erforderlich. Auf 5–10 °C mehr oder weniger kommt es nicht an. Man bekommt schnell ein Gefühl für die richtige Temperatur.Wichtig ist natürlich, dass die Fettphase zunächst vollständig aufgeschmolzen ist. Dann kommen eventuell noch empfindliche öllösliche Substanzen, zum Beispiel Vitamin E, als Zusatz hinein. Nach gutem Vermischen wird anschließend die heiße Wasserphase auf einmal dazugeschüttet. Das früher von uns praktizierte langsame Hineinträufeln ist nicht mehr erforderlich. Dann rühren Sie alles, wie schon bei der 1. Methode empfohlen, zu einer homogenen Emulsion. Diese zweite Methode sollten Sie immer bei Cremes mit dem Emulgator Emulsan II wählen.
Sie werden sehen, diese einfachen Verfahren machen Ihnen in Zukunft das Anrühren Ihrer individuellen Creme so bequem, dass Sie auf das Selbstherstellen nicht mehr verzichten wollen.

Die Inhaltsstoffe der Cremes

Aus den Gründen, die wir schon in den vorangehenden Kapiteln erwähnt haben, werden wir hier nur eine kurze Beschreibung der Inhaltsstoffe geben.

Emulgatoren

Tegomuls

Dieser Emulgator wird durch eine leichte chemische Veränderung von tierischen Fetten gewonnen. Tegomuls ist vorwiegend ein Monoglycerid, das bisher vielfältig in der Lebensmittelindustrie verwendet worden ist, zum Beispiel für Backwaren oder Eiscremes. Es ist ein grobes Pulver und schmilzt bei 50–55 °C. Es ist als Emulgator eher für eine Tagescreme geeignet, weil es einen matten Glanz auf der Haut erzeugt. Aber auch für Lotionen und Körper- oder Pflegemilch mit höherem Wasseranteil ist es ausgezeichnet geeignet, weil es eine hohe Emulsionskraft besitzt.

Emulsan II

Nach diesem neuen Emulgator haben wir lange gesucht, denn in unserem Sortiment fehlte bisher eine Substanz, die stabile Wasser-in-Öl-Cremetypen ermöglichte. Emulsan II erfüllt alle unsere Forderungen an Hautverträglichkeit und natürlicher Beschaffenheit. Es wird aus rein pflanzlichen Rohstoffen gewonnen, und zwar aus Pflanzenfett und Zucker. Das Ergebnis ist nicht nur ein hervorragend milder Emulgator, sondern die Substanz hat gleichzeitig Wirkstoffeigenschaften: Sie spendet Feuchtigkeit für die Haut, was bei trockener Haut ja äußerst wichtig ist, und sie wirkt nicht nur äußerst sanft, sondern kann auch Irritationen durch andere in der Creme enthaltene Inhaltsstoffe abschwächen, was zum Beispiel bei Verwendung von Konservierungsstoffen interessant wird.
Fluidlecithin Cm, Fluidlecithin Super und Fluidlecithin BE haben ebenfalls emulgierende Eigenschaften *(siehe Seite 24)*. Unsere Lecithine enthalten kein Allergiepotential. Wir setzen sie nur in Kombination mit unserem bewährten Emulgator Tegomuls oder dem neuen Emulgator Emulsan II als Co-Emulgator ein. Die Cremes sind sonst von puddingartiger Konsistenz oder fallen nach einiger Zeit auseinander.

Öle für unsere Cremes

Als Öle sind grundsätzlich alle Pflanzenöle geeignet, von solchen, die Sie bereits von der Verwendung in der Küche her kennen, wie Sesam-, Erdnuss-, Distel-, Soja-, Sonnenblumen-, Maiskeim-, Weizenkeimöl und Kernölen wie Aprikosenkern- und Traubenkernöl etc. bis hin zu in der Kosmetik seit alters her eingesetzten Ölen wie Mandelöl, Olivenöl (wenn der Eigengeruch nicht stört) und Avocadoöl. Besonders hochwertig sind das Macadamianussöl und das Jojobaöl. Das Macadamia-

nussöl wird aus der Macadamianuss, einem in subtropischen und tropischen Ländern wachsenden Nussbaum, gewonnen. Es ist eine Besonderheit, weil es zu 25 % die ungesättigte Palmitoleinfettsäure enthält, die in der Kosmetik sehr geschätzt wird.
Das Jojobaöl, das ja eigentlich ein flüssiges Wachs ist, empfehlen wir besonders für Gesichtscremes, weil es nicht in die Schleimhäute der Augen gelangen kann.
Wie erwähnt, lohnen sich teure kaltgepresste Öle für unsere kosmetischen Anwendungen nicht unbedingt, da können Sie ruhig sparen.
Bis auf Jojobaöl, welches über Jahre hinweg stabil bleibt, sollten Sie alle Öle sofort nach dem Kauf mit Antiranz davor bewahren, dass sie zu schnell ranzig werden. Bei diesem Prozess entstehen aggressive Peroxide, die sogar Krebs auslösen können (*vgl. Seite 28*). Mit Antiranz verlängern Sie die Haltbarkeit der Öle um mindestens ein halbes Jahr. Außerdem wirkt Antiranz auf der Haut äußerst positiv. Die Dosierung ist sehr gering: In 100 g Öl brauchen Sie nur 6 Tropfen Antiranz zu träufeln.

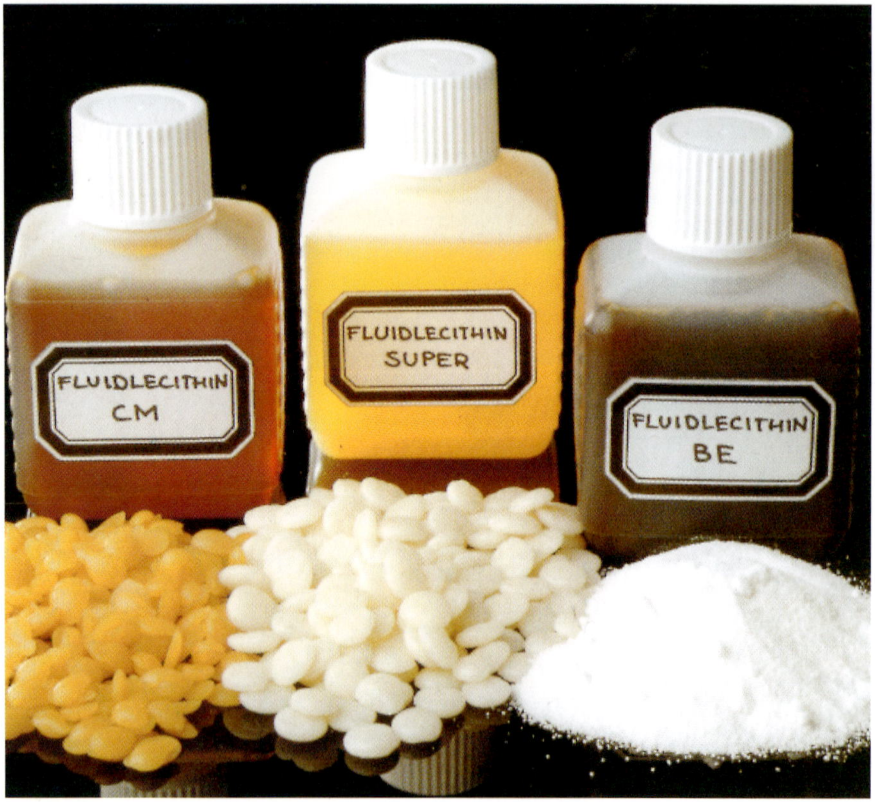

Abb. 11: Fluidlecithin Cm, Fluidlecithin Super und Fluidlecithin BE haben ebenfalls emulgierende Eigenschaften.

Konsistenzgeber

Die Konsistenzgeber bestimmen die Festigkeit bzw. die Dicke einer Creme. In gewisser Weise stellen bereits unsere Emulgatoren Emulsan II und Tegomuls Konsistenzgeber dar, da sie wachsartig sind. Aus diesem Grunde lassen sich mit ihnen im Zusammenhang mit Pflanzenölen schon schöne Cremestrukturen gewinnen.
Selbst bei der Verwendung von unserem Fluidlecithin Cm als Emulgator entsteht in der Regel eine dickflüssige Milch, was eigentlich erstaunlich ist, denn die Zutaten sind ja alle flüssig. Die Ursache dafür ist, dass bei der Emulsionsbildung die Wasser- und Öltröpfchen sich zu einer Art Gel verbinden.
Die Konsistenz hängt aber auch von weiteren Zutaten, insbesondere den Wirkstoffen, den Parfüms und den ätherischen Ölen, ab. Deshalb ist es meist sinnvoll, feste Konsistenzgeber zur Stabilisierung der Produkte hinzuzuziehen.
Zur Auswahl bieten wir Ihnen natürliches und naturidentisches Bienenwachs an sowie die Kakaobutter, die aus der Kakaobohne gewonnen wird, und

weiterhin die Sheabutter aus der afrikanischen Sheanuss: In Ausnahmefällen haben wir naturidentische Substanzen mit Namen Walratersatz und Cetylalkohol einbezogen. Beide wurden bereits in den Cremes unserer Urahnen verwandt.
Cetylalkohol und Walratersatz sind trotz ihrer synthetischen Herkunft immer noch äußerst beliebt. Vor allem Menschen, die auf Bienenwachs allergisch reagieren, finden im Cetylalkohol und im Walratersatz eine gute Alternative.
Der Walratersatz ähnelt in der Struktur dem Cetylalkohol, und es versteht sich von selbst, dass wir kein natürliches Walrat empfehlen, denn diese Substanz muss aus der Stirnhöhle des bedrohten Wals gewonnen werden.
Ein weiterer Konsistenzgeber ist das Ceralan. Bei dieser Substanz handelt es sich um ein chemisch ganz leicht verändertes Bienenwachs, ein natürliches Bienenwachs, dessen freie Wachssäuren in nichtionogene Moleküle eingebunden werden. Dadurch erhöht sich die von Natur aus vorhandene leichte Emulgatorwirkung des Bienenwachses. Der Schmelzbereich liegt zwischen 63–65 °C.
Ceralan ist für uns aber nicht nur Konsistenzgeber: Mit ihm lassen sich auch problemlos Ölgele herstellen, wie es sonst nur mit mineralischen oder synthetischen Gelbildnern möglich ist. Ceralan sorgt dafür, dass sich die Pigmente im Öl gleichmäßig verteilen und nicht mehr absetzen.
Alle diese Konsistenzgeber geben der Creme recht bald nach dem Erkalten ihre Festigkeit, mit einer Ausnahme: Bei der Kakaobutter ist es etwas anders. Sie verfestigt sich erst nach einiger Zeit. Das kann man übrigens sehr gut bei der Pralinenherstellung beobachten, wobei die Kakaobutter der Schokolade letztlich erst den knackigen Biss gibt. Wir schätzen die Kakaobutter in der

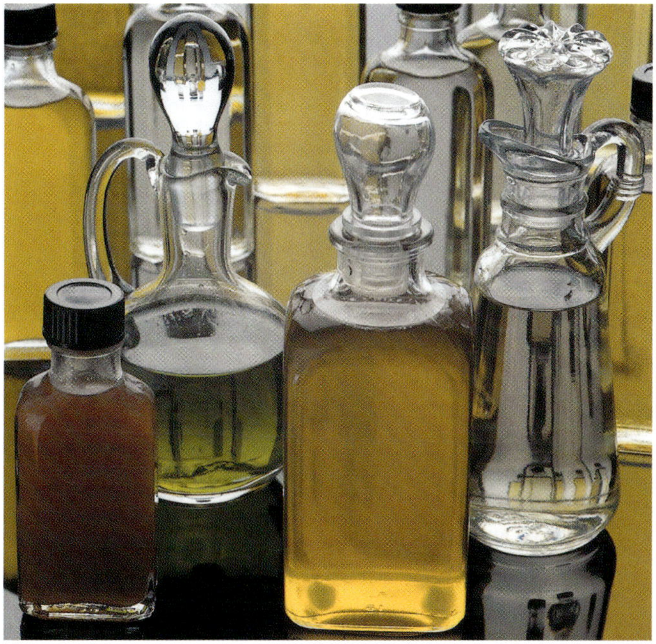

Abb. 12: Zur Cremeherstellung sind alle Pflanzenöle geeignet.

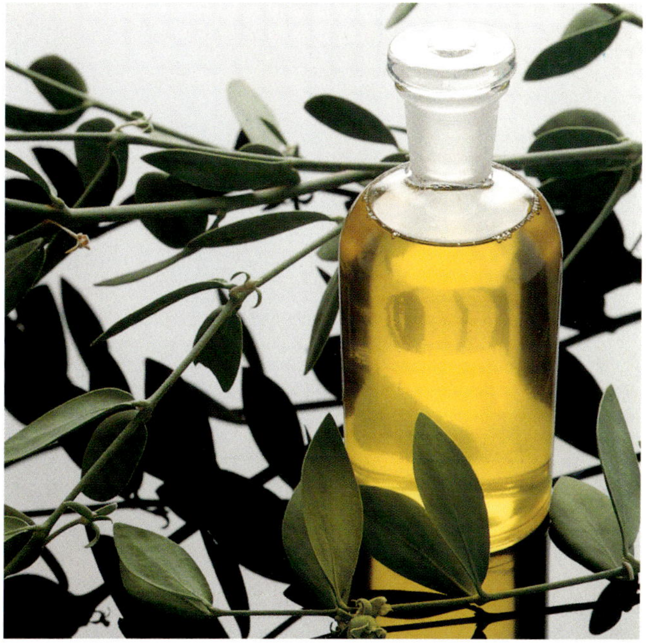

Abb. 13: Jojobaöl

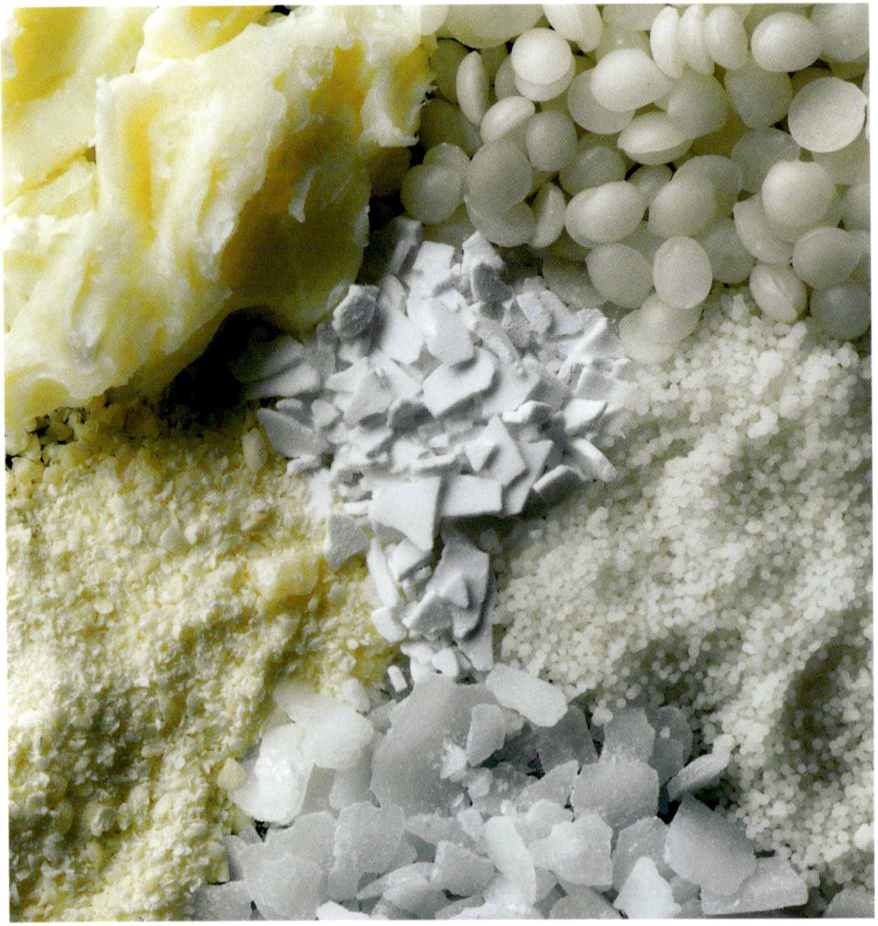

Abb. 14: Die Konsistenzgeber der Hobbythek: o.l.: Sheabutter, o.r.: Bienenwachs, M.: Cetylalkohol, u.l.: Kakaobutter, u.M.: Walratersatz, u.r.: Ceralan.

Creme einerseits, weil sie von allen Konsistenzgebern die gleichmäßigste Cremestruktur erzeugt und darüber hinaus ein hervorragendes Hautgefühl vermittelt, denn sie schmilzt umgehend, wenn die Creme aufgetragen wird. Das liegt daran, dass der Schmelzpunkt etwa bei 30–35 °C liegt, und das ist genau die Temperatur der Außenhaut. Zudem wird die Kakaobutter in der Regel äußerst gut vertragen. Allergien gegenüber dieser Substanz sind uns nicht bekannt.

Konservierungsstoffe

Konservierungsstoffe sollen verhindern, dass sich unerwünschte Keime in den Kosmetikprodukten ausbreiten. Wer seine Creme selbst herstellt, kann selbstverständlich frei entscheiden, ob er diese konservieren will oder nicht. Nicht konservierte Cremes sind im Handel in der Regel sehr teuer, weil sie ein relativ kurzes Verfalldatum aufweisen müssen, was die Vorratsplanung der Geschäfte erheblich erschwert. Dieses Problem gilt natürlich auch für den Verbraucher, und es kommt noch ein Zweites dazu: Einmal gekauft und geöffnet, muss eine Creme erstens schnell verbraucht und zweitens hygienisch behandelt werden. Man sollte sie also nicht mit dem Finger, sondern mit einem Spatel aus dem Cremetopf entnehmen *(vgl. Seite 10)*, und sie sollte im Kühlschrank aufbewahrt werden. Aber auch dann ist die Haltbarkeit eng begrenzt. Mehr als 8–14 Tage ist nicht möglich. Darin unterscheiden sich unkonservierte gekaufte Cremes nicht von den selbst hergestellten. Und so ist es kein Wunder, dass 99 % der angebotenen Hautcremes konserviert sind. Wir haben uns bemüht, möglichst sanfte Konservierungsstoffe zu finden. Das ist uns insofern nicht schwer gefallen, weil wir ja nur für eine relative kurze Zeit konservieren wollen.

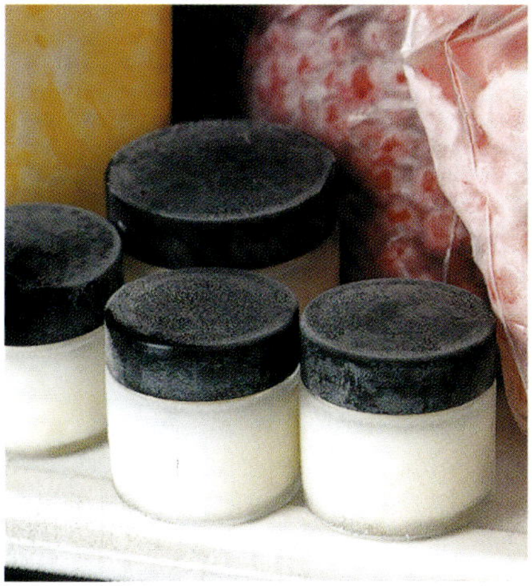

Abb. 15: Wenn Sie Ihre Creme nicht konservieren wollen, können Sie sie auch portionsweise einfrieren.

Paraben K

ist eine Kombination aus Benzylalkohol, Methylparaben und Propylparaben. Dieser Konservierer kann sowohl zur Konservierung von Emulsionen als auch für Tensidformulierungen wie Shampoos und Duschgele verwendet werden. Als Faustregel für die Haltbarkeit gilt:

1 Tropfen Paraben K auf
10 g fertiges Endprodukt
= ca. 3 Monate Haltbarkeit;
2 Tropfen Paraben K auf
10 g fertiges Endprodukt
= ca. 6 Monate Haltbarkeit;
6 Monate = maximale Haltbarkeit

Wirkstoffe von A–Z

Allantoin

In der Natur kommt dieser Wirkstoff in der Beinwellwurzel vor. Dem Allantoin sagt man eine heilende Wirkung nach. Es soll der Haut ein gesundes und zartes Aussehen verleihen und wird unter anderem von der Industrie in Aknecremes als Medikament eingesetzt. Das Allergisierungspotential des reinen Allantoins ist relativ gering im Gegensatz zu Beinwellpulver.
Die Dosierung kann zwischen 0,1 und 0,5 % liegen.
Die Hautverträglichkeit ist in der Regel gut, empfindliche Menschen sollten allerdings vorher einen Verträglichkeitstest machen. Tragen Sie dazu eine Spur Allantoin, das mit einem Tropfen Wasser gemischt wurde, auf eine verdeckte Stelle der Haut auf. Rötet sie sich nach einiger Zeit, dann ist Vorsicht angebracht. Allantoin wird in die Wasserphase gegeben und kann bis 100 °C erhitzt werden. Es löst sich allerdings auch in kaltem Wasser. Sind weitere Substanzen im Wasser gelöst, kann die Löslichkeitsgrenze unter 0,5 % liegen. Das überschüssige Allantoin kristallisiert dann aus.

Aloe vera

Aloe vera ist eine agavenähnliche Wüstenpflanze, die bereits die alten Indianer vor mehr als 1000 Jahren zu schätzen wussten. Sie verwendeten das zu dünnen Streifen geschnittene Mark der Blätter, das sie unmittelbar auf Wun-

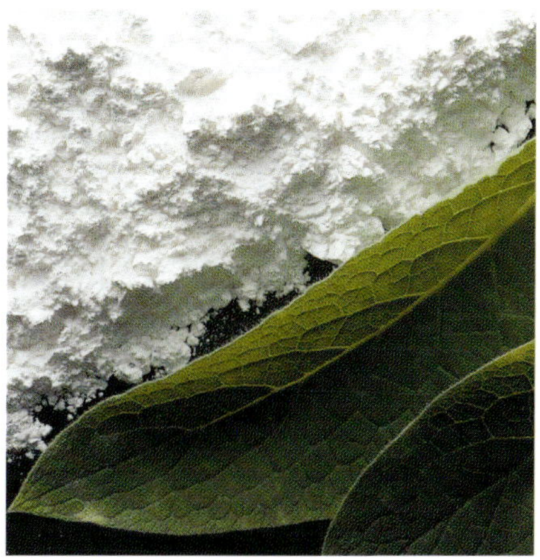

Abb. 16: Allantoin ist ein Wirkstoff, der aus der Beinwellwurzel gewonnen wird.

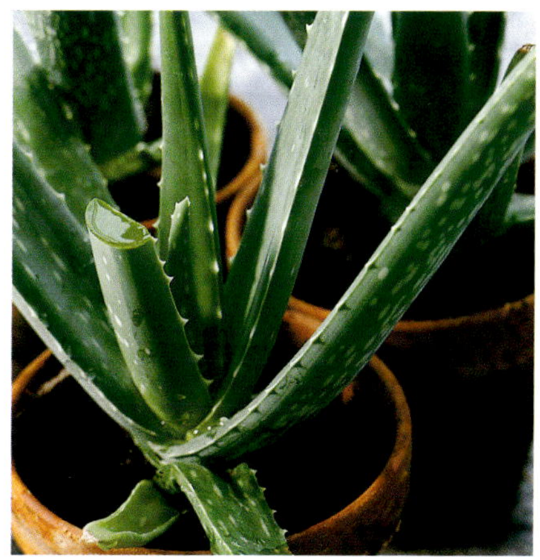

Abb. 17: Schon die alten Indianer schätzten die Aloe vera als Heilpflanze.

den legten, als Wund- und Heilmittel. Die Forschung hat belegt, dass es tatsächlich nicht nur eine antimikrobielle Wirkung besitzt, sondern gleichzeitig auch die Bildung neuer Hautzellen bzw. das Wachstum von neuem Gewebe fördert. Wegen seiner heilenden Wirkung ist Aloe vera auch bei Akne angezeigt. Gleichzeitig befeuchtet es die Haut und macht sie dadurch weich.
Aloe vera wird als Flüssigkeit in 10-fach konzentriertem Pflanzensaft angeboten, dieser ist allerdings mit Kaliumsorbat, einem Lebensmittel-Konservierungsstoff, konserviert.

Antiranz

Antiranz haben wir bisher dazu verwendet, das schnelle Ranzigwerden von Ölen zu verhindern. Ob ein Öl ranzig ist, erkennen Sie am unangenehmen Geruch. Der Chemiker nennt diesen Vorgang Oxidation, d. h., das Öl wird durch den Sauerstoff der Luft zersetzt. Dieser Vorgang wird durch Licht und Wärme beschleunigt. Zwischenprodukte beim Ranzigwerden können sogar Krebs auslösen. Mit unserem Antiranz wird diese Gefahr auf ein Minimum reduziert und die Haltbarkeit von Pflanzenöl um mehr als 6 Monate verlängert.
Mit dem Antiranz können Sie nicht nur frisch gekauftes Pflanzenöl vor zu schnellem Ranzigwerden bewahren, da reichen bereits 6 Tropfen der Substanz auf 100 g Pflanzenöl, sondern Sie können es, wenn Sie wollen, auch in Cremes einrühren. Deshalb führen wir es hier unter den Wirkstoffen auf.

Bisabolol

Bisabolol oder genauer alpha-Bisabolol ist der Hauptwirkstoff der Kamille. Ähnlich wie die Kamille wirkt es entzündungshemmend, kann aber auch bei bestehenden Hautirritationen gezielt eingesetzt werden.
Allerdings vollzieht sich die entzündungshemmende Wirkung relativ langsam, manchmal kann das 24 Stunden und mehr dauern. Aber das ist kein Nachteil, denn ein Entzündungsprozess, der auf der Haut abläuft, ist ein natürlicher Vorgang. Er gehört sogar zu den Schutzfunktionen der Haut, um den Körper vor dem Eindringen fremder Stoffe oder Bakterien zu schützen. Eine Entzündung ist nichts anderes als eine Schutzreaktion, die gleichzeitig einen Heilprozess in Gang setzt.
Deshalb sollte eine aufkeimende Entzündung niemals sofort durch Antibiotika oder cortisonhaltige Substanzen unterdrückt werden. Die verzögerte Wirkung von Bisabolol ist in dieser Hinsicht also ein Vorteil.
Wir haben uns für synthetisch hergestelltes Bisabolol entschieden, weil es die gleiche entzündungshemmende Wirkung besitzt wie das natürliche, gleichzeitig aber wesentlich hautverträglicher ist, insbesondere kann es keine allergischen Reaktionen der Haut auslösen, wie das bei natürlichen Kamille-Extrakten möglich ist. Deshalb empfehlen wir es auch für Babycremes.
Die optimale Dosierung in der Creme liegt bei 0,8 %. Bisabolol wird vor allem für die empfindliche Haut empfohlen.

Da Zao

ist ein propylenglykolisch-wässriger Heißauszug aus getrockneten chinesischen Datteln.
Da Zao gehört zu der Familie der Kreuzdorngewächse. In kosmetischen Hautpflegeprodukten setzen wir ihn vor allem bei rauer, empfindlicher, geröteter Haut sowie in Hauttonics zur Erfrischung und Kräftigung ein. Gleichzeitig wirkt die Frucht feuchtigkeitsspendend und unterstützt die Widerstandsfähigkeit der Haut.

D-Panthenol

Bei D-Panthenol handelt es sich um ein Provitamin der B-Gruppe. Provitamin heißt, dass es im Rahmen des Stoffwechsels in unserem Körper in ein Vitamin umgewandelt werden kann, im Falle des D-Panthenols in die Pantothensäure.
Die Pantothensäure wird häufig auch als Vitamin B_5 bezeichnet. Sie spielt generell im Stoffwechsel der Lebewesen eine wichtige Rolle und kommt daher in fast allen Zellen der Organismen vor.
Aus diesem Grunde nehmen wir auch mit unserer Nahrung völlig ausreichend Pantothensäure auf, so dass eine innere Einnahme in Form von Tabletten als spezielles Vitaminpräparat nicht nötig ist.
Anders bei äußerer Anwendung: Pantothensäure fördert und begünstigt das Wachstum der Hautzellen und gleicht Mangelzustände, die durch äußere Reize verursacht werden, aus. Zu diesen äußeren Reizen zählen mechanische Strapazierungen, Luftverunreinigungen, Kontakt mit Chemikalien, häufiges

Waschen mit aggressiven Seifen, Sonnenbestrahlung inklusive Sonnenbank, Windelnässen usw. Dem dadurch erhöhten Bedarf kann durchaus von außen nachgeholfen werden, zum Beispiel wenn D-Panthenol in Haut- oder Waschcremes eingearbeitet wird. Das gleiche gilt für Shampoos, Haarwasser, Nagelpflegesubstanzen usw., da es sich auch in Haaren und Nägeln günstig auswirkt.
Auf die Haut aufgetragen, erreicht es zum Teil die äußeren Blutgefäße, wodurch der Pantothensäure-Spiegel in der Haut beträchtlich ansteigt. Und so ist es kein Wunder, dass D-Panthenol auch heilungsfördernde Eigenschaften besitzt. Es wird in Heilsalben bis zu 10 % und auch in Medikamenten eingesetzt. Wir möchten hier nicht den Ärzten ins Handwerk pfuschen, Wundbehandlung gehört eher in die Hand des fachkundigen Mediziners, aber es ist schon interessant zu wissen, dass D-Panthenol durchaus heilende Effekte erzielt. Dazu gehören eine leicht antimikrobielle Wirkung ebenso wie eine zellregenerative. Gleichzeitig besitzt es benetzende Eigenschaften, die die Verteilung der Creme auf der Haut begünstigen. Dadurch, dass es in der Lage ist, Feuchtigkeit zu speichern, hilft es außerdem, das Austrocknen der Haut zu verhindern. Durch seine Eigenschaft als Feuchtigkeitsspender trägt D-Panthenol dazu bei, dass sich die Haut weich und geschmeidig anfühlt, ohne einen klebrigen oder fettigen Eindruck zu vermitteln. D-Panthenol ist also ein Wirkstoff, der eigentlich in fast allen Cremes eingearbeitet werden kann, besonders segensreich wirkt er in Babycremes und in Sonnenschutzmitteln.

Pures D-Panthenol ist zähflüssig wie Honig. Um es besser verarbeiten zu können, liefern die Hobbythek-Produkt-Anbieter es Ihnen in einer leichten Verdünnung mit destilliertem Wasser. Die Produktbezeichnung D-Panthenol 75 deutet darauf hin, dass 75 % D-Panthenol enthalten ist, der Rest ist destilliertes Wasser. Es besitzt keine allergene Potenz und ist völlig ungiftig, selbst wenn es pur auf die Haut aufgetragen wird, entstehen keinerlei Hautirritationen. Als normalen Wirkstoffzusatz empfehlen wir, etwa 1–2 % der Creme zuzufügen.

Elastinpulver P

Das Elastin ist neben dem Kollagen die wichtigste gerüstbildende Substanz des Bindegewebes, aber auch der Gefäßwandungen mancher Sehnen und der Haut. Zur Anwendung von Elastin in Hautpflegeprodukten ist zu erwähnen, dass diese großen Moleküle nicht die Hornhautschranke durchdringen können und wenn, dann werden sie keineswegs ins Gewebe eingebaut. Genau dies hat anfänglich die Kosmetikindustrie propagiert, und sie würde es auch heute noch tun, wenn nicht kritische Wissenschaftler und Journalisten die Verbraucher und die Justiz auf solche unhaltbaren Behauptungen aufmerksam gemacht hätten. Trotzdem kann Elastin positive Eigenschaften auf der Haut entwickeln, es bildet z. B. einen dünnen Film, der ein glattes Hautgefühl gibt und zusätzlich einen Schutz bildet.

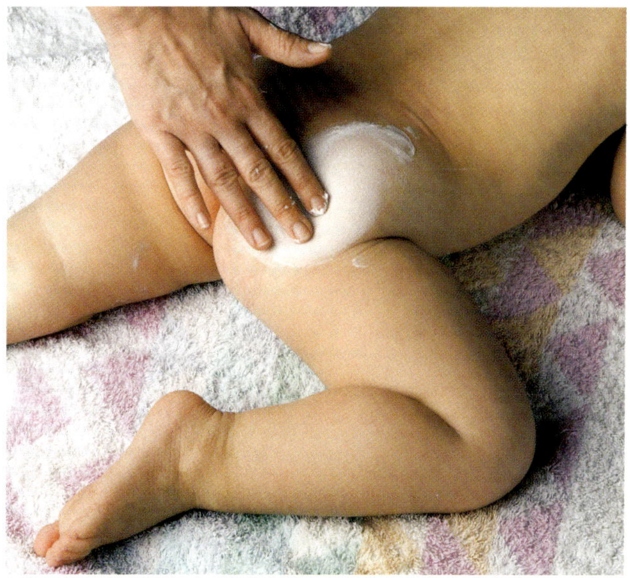

Abb. 18: Eine Babycreme mit D-Panthenol heilt jeden wunden Po.

Fluidlecithin BE

Hier handelt es sich um ein durch einen biologischen Prozess leicht verändertes Lecithin, das wegen seiner stärkeren Emulgatoreigenschaften besonders für Badeöle geeignet ist. Daher die Bezeichnung BE. Es ist nur für kosmetische Zwecke geeignet.

Fluidlecithin Cm

Das Fluidlecithin Cm ist ein hervorragender natürlicher Emulgator, bestehend aus 35 % der wertvollsten Lecithinart, dem Cholinphospholipid, und 15 % anderen Phospholipidarten. Der Rest, also 50 %, ist Sojaöl, welches dafür sorgt, dass unser Fluidlecithin Cm flüssig bleibt. Cm deutet auf seine Verwendung für Cremes hin, es wird ansonsten ebenso in pharmazeutischen Produkten wie zur Herstellung von Diät-Nahrungsmitteln eingesetzt.

Fluidlecithin Super

Dieser Emulgator besteht zur 50 % aus hochwertigem Cholinlecithin, das mit 50 % Distelöl verflüssigt ist. Seine hautpflegenden und emulgatorischen Eigenschaften sind ganz hervorragend, und die Creme bleibt weiß, im Gegensatz zu einer mit Fluidlecithin Cm angerührten Creme, die immer leicht gelblich wird.
Beide Fluidlecithinarten sind unkonserviert, und trotzdem beträgt ihre Mindesthaltbarkeit über ein Jahr.

Gelbildner

ist ein feines weißes Pulver, welches synthetisch hergestellt wird. Es handelt sich hierbei um ein Sodium Carbomer. Der Gelbildner wird von uns, so wie der Name eigentlich auch schon verrät, zum Herstellen von Gelen oder zum Andicken verwendet.

Glycerin

In kosmetischen Produkten wird Glycerin vor allem als Feuchthaltemittel eingearbeitet. Es ist sowohl zur Verarbeitung in Handpflegeprodukten als auch in hochwertigen Pflegeemulsionen wie Gesichtscremes bestens geeignet. Produkte, die mit Glycerin hergestellt werden, vermitteln ein angenehm weiches Hautgefühl und unterstützen die Haut in der Erhaltung der Hautfeuchtigkeit.

Haarquat P

wird aus Weizenprotein gewonnen und trägt eine positive Ladung, es ist ein so genanntes kationisches Weizenhydrolysat. Die Hauptaufgabe des Haarquat P

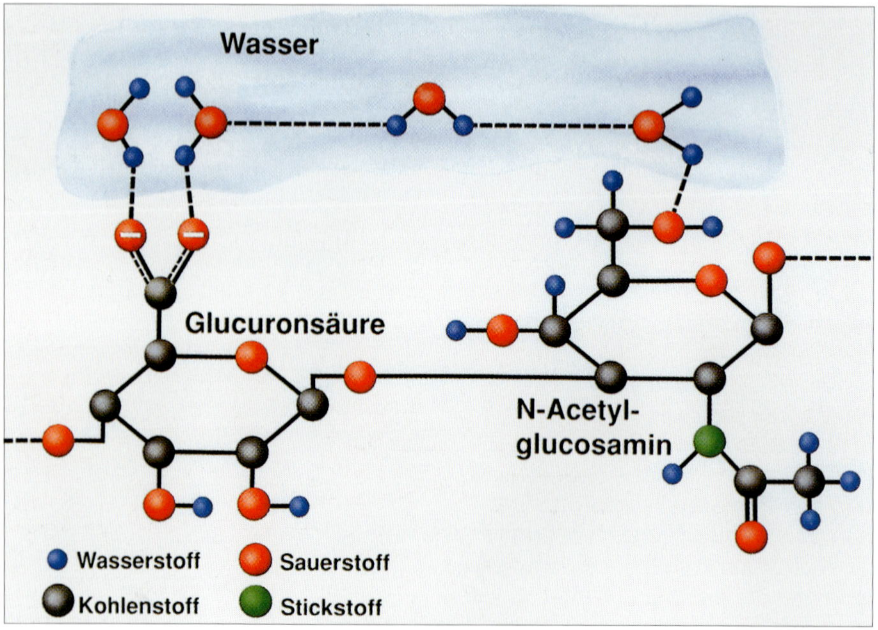

Abb. 19: Strukturformel der Hyaluronsäure. Aus der Zeichnung wird deutlich, dass die Hyaluronsäure die Fähigkeit besitzt, große Mengen Wasser sowohl zu adsorbieren als auch wieder abzugeben.

besteht darin, das Haar gegen negative Aufladung zu schützen, d. h., es verhindert „fliegende Haare". Gleichzeitig wird das Haar leichter kämmbar und gepflegt.

Hyaluron HT

Hyaluron HT besteht fast ausschließlich aus kristallisierter Hyaluronsäure. Diese Säure gehört zu einer Gruppe von so genannten Polysacchariden, die auch als Mucopolysaccharide bezeichnet werden. Saccharide spielen in der belebten Natur eine wichtige Rolle. Sie sind Bausteine vieler Zellen und gehören zur Gruppe der Zucker. Hyaluronsäure besitzt die Fähigkeit, große Mengen Wasser sowohl zu adsorbieren als auch wieder abzugeben. In reiner Form bildet sie Kristalle, die, wenn sie in Wasser aufgelöst werden, spontan ein Gel bilden. Hyaluronsäure wird auch in der Kosmetik eingesetzt, weil sie einen dünnen, unsichtbaren, lichtdurchlässigen und elastischen Oberflächenfilm bilden kann. Dieser fixiert die Feuchtigkeit auf der Hautoberfläche in ähnlicher Weise, wie es die Hyaluronsäure in der Grundsubstanz des Gewebes tut. Der Hyaluronsäurefilm hilft, die wichtigsten Eigenschaften der jugendlich gesunden Haut wie z. B. Geschmeidigkeit, Elastizität und Spannung zu bewahren.
Hyaluron HT muss wegen seiner wasseranziehenden Eigenschaften stets gut verschlossen aufbewahrt werden. Die Einsatzmenge beträgt 0,1–0,5 %, also bestenfalls eine kleine Messerspitze pro 30 g Creme. Der Vorteil der Salzform besteht darin, dass es nicht konserviert werden muss. Allergiereaktionen auf Hyaluronsäure und unser Hyaluron HT sind bisher nicht beobachtet worden. Damit die Kristalle sich klümpchenfrei zum Gel bilden, empfehlen wir, das Hyaluron HT erst in ein paar Tropfen Wasser aufzulösen und dann in die Creme einzurühren.

LV 41

Bei dem LV 41 handelt es sich um einen nichtionogenen Lösungsvermittler und Emulgator auf Rizinusölbasis. Wir verwenden ihn, um fettlösliche Vitamine, ätherische Öle oder Parfümöle in wässrige Substanzen einarbeiten zu können, wie z. B. bei After shaves, Gelen oder Mundwasser usw. Er eignet sich auch als Lösungsvermittler, um ätherische Öle für ein Bad ohne weitere Zusätze in Lösung zu bringen.

Meristem-Extrakt

Wie unter dem Stichwort *Vitamine* noch dargestellt wird, hat die moderne Forschung die Sauerstoffradikale als Übeltäter erster Ordnung für die Zellschädigung ermittelt. Der Meristem-Extrakt soll nach uns vorliegenden Berichten ähnlich wie die Vitamine A, C und E als „Radikalfänger" in Frage kommen.
Ein Meristem ist ein embryonales pflanzliches Zellgewebe, das sich an der Spitze von wachsenden Pflanzen, also an Wurzeln und Sprossen, ausbildet. Dieses Gewebe hat die Eigenschaft, keinem Alterungsprozess ausgesetzt zu sein. Meristem ist zwar kein Wundermittel gegen das Altern, aber man fand doch im Meristemextrakt erstaunliche Eigenschaften. Neben der schon erwähnten Fähigkeit, Sauerstoffradikale einzufangen, wirkt es entzündungshemmend und heilend. Es soll sogar antiallergisch wirken, d. h. die allergisierende Wirkung bestimmter Stoffe auf der Haut abschwächen. Konkret: Mit einem Meristem-Extrakt-Zusatz in flüssigen und cremigen Kosmetika können Inhaltsstoffe, die im Verdacht stehen, individuelle Sensibilisierungsprozesse auszulösen, in ihrer allergieauslösenden Wirkung abgeschwächt werden.

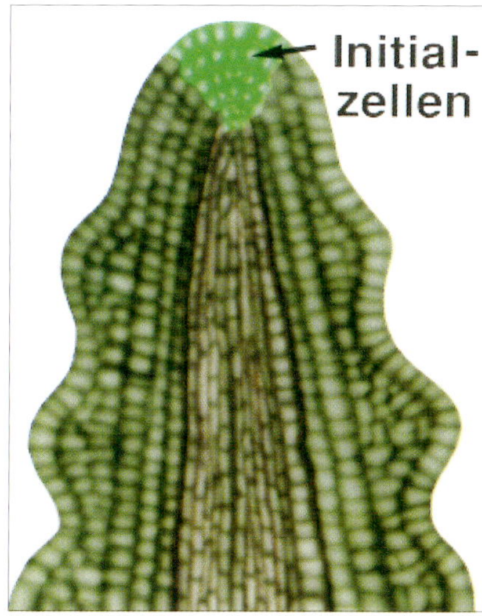

Abb. 20: Ein Meristem ist ein Zellgewebe aus embryonalen Zellen, das sich in Wurzeln und Sprossen von Pflanzen befindet. Dieses Gewebe ist keinem Alterungsprozess ausgesetzt.

Dies ist jedenfalls die Aussage des Herstellers des Extraktes. Wir geben das mit aller gebotenen Vorsicht weiter und empfehlen auch weiterhin, sicherheitshalber nur die Substanzen in Cremes einzurühren, die für Sie persönlich kein Allergiepotential besitzen. Allerdings kann der Meristem-Extrakt für Menschen, die unter Sonnenallergien leiden, schon eine sinnvolle Hilfe sein, denn diese Sensibilisierung entsteht ja häufig nicht durch kosmetische Inhaltsstoffe, sondern in erster Linie durch Einwirkung von UV-A-Strahlen, die das Abwehrsystem der Haut arg strapazieren können.

Niemöl-Fluid

Das in diesem Fluid eingearbeitete Niemöl ist neben seinem Einsatz in der Kosmetik auch für den Bereich Haus- und Garten, z. B. bei der Pflanzenpflege, geeignet. Wir haben uns mit diesem Thema schon in unserem Hobbythekbuch „Gesundes Wohnen“, beschäftigt. Weitere Informationen erfahren Sie auf *Seite 33*.

Nuratin P

ist ein Protein auf Weizenbasis, ein so genanntes Weizenhydrolysat. Es wird als pflanzliches Austauschprodukt für die von uns früher verwendeten tierischen Produkte Nutrilan und Keratin in Shampoos, Duschbädern und Duschgelen eingesetzt. Nuratin wird in Haarpflegepräparaten wie Shampoos, Haarspülungen, Kuren sowie Haargelen angewandt. Vorteile: „repair“-Effekte bei strukturgeschädigtem Haar; bessere Kämmbarkeit des Haares sowie Schutz vor äußeren Einflüssen wie Föhnen, Baden im Salzwasser oder starker Sonneneinstrahlung.

Odex

Odex ist ein besonders hautfreundlicher Deowirkstoff. Unangenehmer Körpergeruch entsteht, wenn Schweiß durch Bakterien zersetzt wird. Deshalb wirken die meisten Deodorants als Bakterienkiller. Das Problem ist, dass sowohl schädliche als auch nützliche Bakterien, d. h. die gesamte natürliche Bakterienflora der Haut, vernichtet werden. Die Haut wird dadurch arg strapaziert und ist Krankheitskeimen mehr oder weniger schutzlos ausgeliefert.
Ganz anders verhält sich Odex. Es schont die Hautbakterien und bindet lediglich die Stinkstoffe. Allerdings kann es auch Wohlgerüche wie Parfüms neutralisieren, deshalb sollten Sie Odex nur in den Cremes oder Seifen einsetzen, bei denen es auf komponierte Düfte nicht ankommt.
Bei dieser Substanz handelt es sich um eine Art Seife, das Zinksalz einer Fettsäure, die im Rizinusöl enthalten ist. Wie die deodorierende Wirkung genau funktioniert, weiß man noch nicht, aber der Effekt ist verblüffend. Es geht nicht nur unangenehmem Schweißgeruch an den Kragen, sondern auch üblen Gerüchen, mit denen Sie z. B. bei der Hausarbeit in Berührung kommen, selbst Zwiebel-, Knoblauch-, Fisch- und Fleischgeruch. Sogar das typische Flair, das Raucher verbreiten, kann mit Odex abgemildert werden.
Odex ist eine honigartige Flüssigkeit, deren Geruch ganz leicht an Seife erinnert. Es ist im Wasser löslich, daher sind damit auch Deodorants herzustellen, die völlig alkoholfrei sind. Selbstverständlich können Sie den Wirkstoff auch in Ihre Cremes und Waschcremes einarbeiten.

Pirocton Olamin

ist ein mildes, chemisches Antischuppenmittel für Shampoos. Pirocton Olamin wird zur besseren Verarbeitung in Wasser aufgelöst. Es kann aber auch in jedes Shampoo nachträglich eingearbeitet werden. Hierzu sollten Sie es aber in etwas Wasser vorlösen.

Plantessenz

ist ein wässrig-alkoholischer Kräuterextrakt aus Fenchel, Hopfen, Kamille, Melisse, Mistel und Schafgarbe. Eingesetzt wird es vor allem in Haut- und Haarpflegeprodukten für empfindliche Haut.

ProVit F

ist Vitamin F in wasserlöslicher Form. Es enthält essentielle ungesättigte freie Fettsäuren, mit hohem Gehalt an Linolsäure. Wir setzen es ein bei trockener, rauer, spröder, abschuppender Haut sowie brüchigem, trockenem Haar.

Quat SP

Dieser synthetische Rohstoff wird im Shampoo zwischen 2–6 % eingearbeitet und sorgt für eine bessere Kämmbarkeit, gegen statische Ladung und zur Pflege des Haares. Daher ist es besonders geeignet für sehr dickes, trockenes oder gelocktes Haar.

Rewoderm

Dieser pflanzliche Verdicker regelt durch seine Zugabe in Duschgelen, Shampoos oder Badeschäumen die Viskosität (Dicke). Geben Sie hierfür dem fertigen Produkt anfangs nur etwas Rewoderm hinzu, verrühren Sie es gut, überprüfen Sie die Konsistenz und fügen Sie erst dann gegebenenfalls noch weiteres Rewoderm hinzu.

Sanddornöl

wird durch schonende Extraktion von Sanddornfrüchten in Avocadoöl gewonnen. Seine lipidlöslichen Komponenten wie z. B. Tocopherole, Carotinoide, ungesättigte und gesättigte Fettsäuren, Lipide und sein hoher Anteil an Palmitoleinsäuren, die auch im Hauttalg vorkommen, machen es besonders geeignet zur Regeneration und Glättung bei empfindlicher und trockener Haut.

Seidenproteine

Durch seine sehr guten feuchtigkeitsspendenden und filmbildenden Eigenschaften wird das Seidenprotein als pflegende und schützende Substanz sowohl in der Haar- als auch in der Hautkosmetik eingesetzt. Für ein seidiges Hautgefühl, auch bei stark beanspruchter Haut.

Vithaar

ist ein Spezialextrakt aus Biotin, Protein und Aminosäuren zur Weiterverarbeitung in Haar- und Körperpflegeprodukten wie z. B. bei trockenem, feinem und sprödem Haar sowie fahler, sensibler, stumpfer und regenerationsbedürftiger Haut.

Zi Cao

wird durch die schonende Extraktion von Steinsamenwurzeln mit einem oxidationsstabilen pflanzlichen Neutralöl gewonnen. In Kosmetikprodukten wird Zi Cao vor allem wegen seiner hautpflegenden Eigenschaften bei sehr empfindlicher, sensibler Haut eingesetzt. Die Haut wird in ihrer Eigenschutzfunktion gestärkt. Zi Cao unterstützt die Widerstandsfähigkeit gegenüber Temperaturschwankungen, starker Sonnenbestrahlung und häufigem Waschen. Aber auch bei Hautunreinheiten hat sich Zi Cao bewährt.

Weitere Rohstoffe

Die Tenside – waschaktive Substanzen der Hobbythek zur Herstellung von Shampoos und Duschgelen

Betain

Das Tensid Betain kommt ursprünglich in der Zuckerrübe vor, ist aber synthetisch nachgestellt. Es ist ein amphoteres Tensid, besonders hautfreundlich und hat einen Anteil an waschaktiver Substanz von ca. 30 %.

Collagentensid P

Collagentensid P ist das pflanzliche Ersatzprodukt für unser bisher verwendetes Collagentensid/Lamepon. Es handelt sich hier um ein nichtionisches Zuckertensid aus natürlichen nachwachsenden Rohstoffen, welches im Zuge der BSE-Problematik von tierisch auf pflanzlich umgestellt wurde.
Es wirkt in Kosmetikprodukten als milde Waschsubstanz z. B. in Duschgelen und Shampoos, mit guter Hautverträglichkeit und es besitzt ein hervorragendes Schaumvermögen. Da die Waschaktivität des pflanzlichen Collagentensides P höher ist als beim bisher vertriebenen tierischen Collagentensid/Lamepon, muss weniger eingesetzt werden.

Sanfteen

ist ein Tensid mit hohem feinem Schaumbildevermögen. Damit hergestellte Produkte weisen einen sehr schönen feinen, stabilen Schaum auf, daher wird es sehr gerne zur Herstellung von Schaumbädern verwendet. Sanfteen hat einen Anteil an waschaktiver Substanz von ca. 65 % und wird meistens, aufgrund seiner sehr guten Hautverträglichkeit, als Co-Tensid, eingearbeitet.

Facetensid – das Basistensid der Hobbythek

Facetensid gehört zur Gruppe der milden Sulfosuccinate, und zwar ist es ein Citronensäurealkylpolyglykolester-Sulfosuccinat. Für die weniger chemisch Gebildeten ist vielleicht interessant, dass es weitgehend auf natürlichen Rohstoffen wie Zitronensäure und natürlichen Fettalkoholen basiert und ökologisch gut abbaubar ist.
Was die Hautverträglichkeit betrifft, so ist es ein richtiges Ausnahmetensid: Mehrere Tests kamen zu dem Ergebnis, dass Facetensid sogar in höherer Konzentration „nicht reizend" ist, und das gilt sowohl für die Haut als auch für die Schleimhäute. Damit schlägt es einen Großteil anderer Standardtenside, die – so die offizielle Testauswertung – meist als „moderately", also gemäßigt irritierend, eingestuft werden.
Zur Milde gesellen sich noch weitere positive Eigenschaften: Facetensid bildet einen feinen cremigen Schaum und wirkt sich im Shampoo zusätzlich als Emulgator aus, d. h. es sorgt dafür, dass sich die einzelnen Bestandteile gut miteinander mischen. Unser Facetensid ersetzt das früher von uns verwendete Collagentensid P.

Vitamine in Kosmetikprodukten

Schon im Zusammenhang mit den Substanzen D-Panthenol und Meristem-Extrakt haben wir auf die nützliche Wirkung von Radikalfängern hingewiesen. Als Radikale werden Atome und Moleküle bezeichnet, die einen zur Bildung chemischer Verbindungen vorteilhaften Zustand einnehmen. Dieses kann dramatische Auswirkungen auf unsere Lebensvorgänge haben, wenn sich Elemente, wie der Sauerstoff, in höchst schädliche Substanzen umwandeln. Dieser Sauerstoff kann Sauerstoffradikale produzieren, die unter dem Einfluss von äußeren Faktoren für die Zelle unmittelbar giftig sind oder auf lange Sicht Krebs erregen können. Dieser „böse" Sauerstoff kann durch Alterung der Zelle, aber auch durch Bakterien, Viren, Pilzsporen und deren Stoffwechselprodukte gefördert werden. Außerdem durch Chemikalien, hormonelle Störungen oder Eingriffe durch Wärme, Strahlen inklusive ultravioletter Strahlen, Radioaktivität usw. oder durch mechanische Überbeanspruchung und vielem mehr.
Nach den heutigen Erkenntnissen der Wissenschaft sind wir all den Angriffen durch Radikale aus der Mikrowelt allerdings nicht völlig hilflos ausgeliefert. Zunächst einmal ist eine richtige Ernährung wichtig, und zwar mit ausreichend Vitaminen und Mineralstoffen. Wissenschaftler haben festgestellt, dass besonders die Vitamine A, E und C in der Lage sind, wie eine Art Radikalfänger zu wirken. Diese Eigenschaft können wir besonders gut für unsere Cremes nutzen, denn die Hautzellen sind ja ganz besonders durch viele Umweltfaktoren beansprucht.
Als ein Beispiel von vielen seien Peroxidmoleküle genannt, Sauerstoffverbindungen, die harmlos sind. Bei ihrer Bildung formen sich kurzfristig Radikale erster Ordnung aus. Auch die UV-Strahlen erzeugen auf und in der Haut Radikale. Die Fähigkeit der Vitamine A, E und C, Radikale einzufangen oder besser gesagt, chemisch unwirksam zu machen, beruht vor allem auf der Tatsache, dass sie Oxidationsvorgänge vermindern, d. h. sie beeinträchtigen die Tendenz des aggressiven Sauerstoffs, sich mit anderen Substanzen zu verbin-

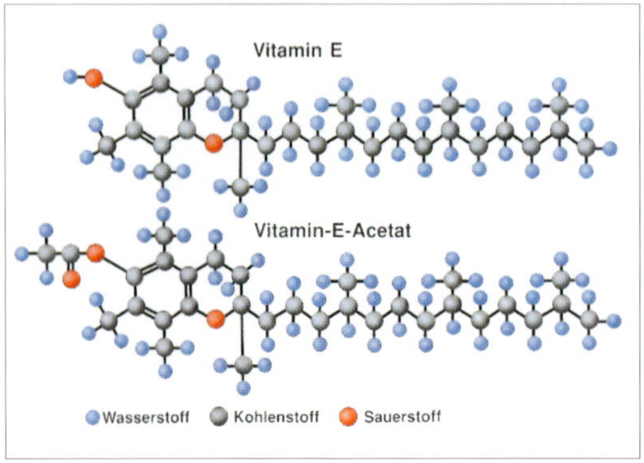

Abb. 21: Vitamin-E-Acetat ist wesentlich stabiler und hautverträglicher als reines Vitamin E.

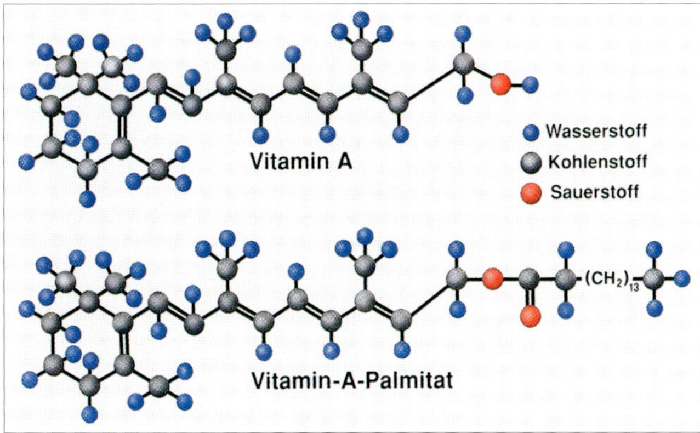

Abb. 22: Vitamin A reguliert die Bildung des Keratins in der Haut, das Haut- und Haar-Eiweiß, welches die Festigkeit der Ober- und Hornhaut garantiert. Außerdem spielt es in der Kollagensynthese, der Zusammenfügung der einzelnen Aminosäurebausteine des Kollagens zu langen Kettenmolekülen, eine entscheidende Rolle.

den. Außerdem verhindern sie das Ranzigwerden der Pflanzenöle, stabilisieren unsere Cremes und schützen andere Vitamine vor dem Zerfall. Bewusst haben wir auf das Vitamin A, auch als Retinol oder Tretinoin bezeichnet, verzichtet. Es ist schon in geringer Konzentration ein äußerst wirksamer Stoff. Es kann z. B. die Dicke der Hornschicht reduzieren, sie abschälen. Diese Schälmethode soll die Haut verjüngen, ist allerdings äußerst umstritten, da die Haut gleichzeitig geschädigt wird. Aknebehandlungen mit Vitamin A sind häufig sehr erfolgreich, gehören aber unbedingt in ärztliche Hände, da es sich bei der richtigen Dosierung eindeutig um ein Medikament handelt. Der Gesetzgeber hat die Konzentration des Vitamin A für den Einsatz in kosmetischen Mitteln geregelt. Sie ist so gering, dass sie keinen Schaden anrichten kann, aber gleichzeitig in dieser Dosierung wenig Wirkung zeigt.

Vitamin-A-Palmitat

In unserer Kosmetik setzen wir das Vitamin-A-Palmitat ein. Es ist wesentlich stabiler und deutlich ungefährlicher als reines Vitamin A. Vitamin-A-Palmitat ist ein Salz der Palmitinsäure, die ein wichtiger Bestandteil des Kokospalmöls ist.
In wissenschaftlichen Studien wurde nachgewiesen, dass das Vitamin-A-Palmitat die Hornschranke der Haut durchdringen kann, jedenfalls konnte mehrere Stunden nach dem Auftragen eindeutig ein erhöhter Vitamin-A-Gehalt in der Hornschicht, in der Oberhaut und in der Unterhaut nachgewiesen werden. Folgende positive Wirkungen wurden bei äußerer Anwendung des Vitamin-A-Palmitats nachgewiesen:

1. *Das Vitamin-A-Palmitat verdickt die Haut bis zu 30 %*, was besonders für ältere Haut von Bedeutung ist, da diese meistens durch eine Verdünnung gekennzeichnet ist.

2. *Vitamin-A-Palmitat regt die Zellteilung an.*

3. *Es verringert die Faltentiefe bei durch UV-Strahlen geschädigter Haut.* Da das Vitamin-A-Palmitat lichtempfindlich ist, ist es in ausreichender Form nicht sehr lange in den Cremes enthalten. Wichtig ist daher, sich die Creme jeweils für den unmittelbaren Gebrauch anzurühren. Darüber hinaus sollte man Vitamin-A-Palmitat nur in Nachtcremes einsetzen.

4. *Erhöhung des Stoffwechsels der Haut.* Die Firmen bieten das Vitamin-A-Palmitat HT in einer 1:75-Verdünnung an. Das Vitamin-A-Palmitat HT wird mit Erdnussöl verdünnt.
Die optimalsten Ergebnisse in einer Creme werden bei einer Konzentration von 2 Tr. Vitamin-A-Palmitat auf 10 g Creme erzielt. Vitamin-A-Palmitat eignet sich nur zur äußeren Anwendung, von der innneren Einnahme raten wir dringend ab.

Vitamin E und Vitamin-E-Acetat

In der Natur hat das Vitamin E (Tocopherol) vor allem die Aufgabe, die Zellen und ihre empfindlichen Aufbaustoffe vor dem Angriff von aggressivem Sauerstoff zu bewahren. Für kosmetische Anwendungen empfehlen wir das Vitamin-E-Acetat. Das ist eine Verbindung von Vitamin E und einem Salz der Essigsäure. Dieses Produkt ist erheblich stabiler und hautverträglicher als reines Tocopherol, allerdings in der physiologischen Wirkung weniger aktiv.

Eigenschaften, die dem Vitamin-E-Acetat in der Kosmetik zugeschrieben werden:

1. *Verbesserung der Hautoberflächenbeschaffenheit.*
Durch den Einsatz von Vitamin-E-Acetat in der Creme wurde eine bessere Glättung der Haut erreicht, die allerdings nur so lange anhält, wie die Creme appliziert wird.

2. *Steigerung des Feuchthaltevermögens der Hornschicht der Haut.*
Eine Hautcreme, die mit bis zu 4% Vitamin-E-Acetat versetzt ist, sorgt für eine wesentlich bessere Durchfeuchtung der Oberhaut.

3. *Vitamin-E-Acetat wirkt entzündungshemmend.*
Es wird bei unreiner, gereizter bzw. leicht entzündeter Haut eingesetzt. Sogar die Narbenbildung scheint es günstig zu beeinflussen.

4. *Vitamin-E-Acetat vermindert Zellschädigungen der Haut durch Sonnen- bzw. Sonnenbankbestrahlung.*
Mit 4% Vitamin-E-Acetat in einer Hautcreme wird die Abbauaktivität der freien Radikalen um 25% reduziert. Deshalb geht man davon aus, dass Vitamin-E-Acetat auch das durch Sonnenstrahlen bewirkte vorzeitige Altern der Haut verringern könnte.

5. *Vitamin-E-Acetat verhindert Peroxidbildung (Ranzigwerden) von auf die Haut aufgetragenen öligen Bestandteilen der Creme.*
Beim Ranzigwerden entstehen Produkte, die unter Umständen Allergien hervorrufen können.

6. *Es besitzt einen leichten Sonnenfiltereffekt.*
4% Vitamin-E-Acetat ergeben einen Sonnenschutzfilter von 1,5–2.

Vitamine in Fluids

Fluids sind Kleinstemulsionen und werden hergestellt, indem fettlösliche Stoffe wie z.B. Vitamin E mit Wasser und Lecithin unter extrem hoher Geschwindigkeit zu kleinsten Tröpfchen verarbeitet werden. Die fettlöslichen Wirkstoffe sind nun umkapselt und dadurch wasserlöslich gemacht worden. Dieses ist in der Kosmetikherstellung in zweierlei Hinsicht von großem Vorteil. Erstens ist es durch die Fluids möglich, Gele mit fettlöslichen Substanzen ohne Zusatz von Emulgatoren herzustellen. Zweitens werden empfindliche Wirkstoffe wie Nachtkerzenöl, Vitamin A und Weizenkeimöl durch die Verkapselung in Fluids vor dem Abbau durch Oxidation geschützt. So behalten die Inhaltsstoffe ihre volle Wirkung und steigern so das Leistungsvermögen jeder Creme. Die Fluids sorgen neben ihrer „normalen" Wirkung der verkapselten Inhaltsstoffe unter anderem dafür, dass die Hautfeuchtigkeit verbessert wird. Dadurch wird die Elastizität und die Spannkraft der Haut unterstützt und so der Faltenbildung vorgebeugt. Folgende Fluids verwenden wir in unseren Rezepten: Nachtkerzenöl-Fluid, Vitamin-ACE-Fluid, Vitamin-A-Fluid, Vitamin-E-Fluid, Niemöl-Fluid.

Gamma-Linolensäure (GLA)

Die Gamma-Linolensäure (GLA = Gamma-Linolen-Acid) gehört zu den so genannten PUFAS (Polyunsaturated Fatty Acids) den mehrfach ungesättigten Fettsäuren. Da unser Körper solche ungesättigten Fettsäuren nur relativ wenig synthetisieren, d. h. zusammensetzen kann, müssen wir ihm diese

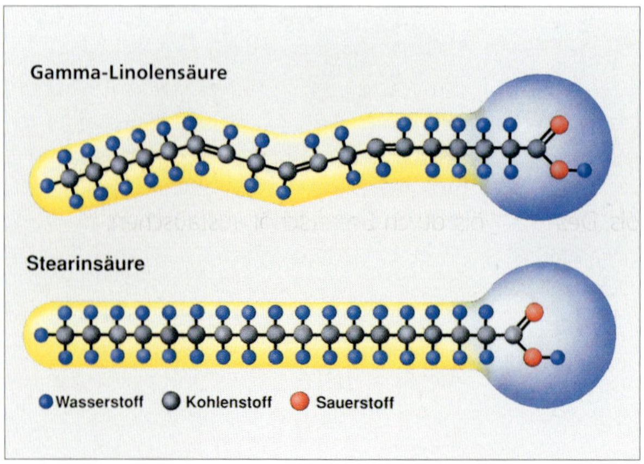

Abb. 23: Im Gegensatz zu gesättigten Fettsäuremolekülen (z. B. der Stearinsäure) sind die ungesättigten Moleküle der Gamma-Linolensäure wesentlich flexibler. Das dokumentiert sich unter anderem darin, dass die Gamma-Linolensäure bei Raumtemperatur flüssig ist, während die Stearinsäure bei gleicher Temperatur einen festen Aggregatzustand aufweist.

Fettsäuren mit der Nahrung zuführen. Es sind lebenswichtige (essentielle) Substanzen.
Die Gamma-Linolensäure kommt in der Natur sehr selten vor, nur aus drei Pflanzen lohnt es sich, diese zu extrahieren: Das Öl, das aus dem Samen der Nachtkerze gewonnen wird, besitzt etwa 6–9 %, das aus den Kernen der Schwarzen Johannisbeere 12–18% und das aus dem Samen unserer Gewürzpflanze Borretsch gar 18–25%.
Folgende Wirkungen sagt man diesen Ölen bei einem Einsatz in kosmetischen Produkten nach:

1. *Die Feuchtigkeitsregulierung der Haut soll sich verbessern.*
2. *Die Haut soll geschmeidiger werden und sich schneller regenerieren.*
3. *Die Gamma-Linolensäure soll eine Schutzfunktion ausüben inklusive des Einfangens von Radikalen.*
4. *Sie soll die Haut verjüngen.*
5. *Sie soll bei extrem trockener, rissiger, empfindlicher und schuppiger Haut wirken,* wie z.B. bei Neurodermitis und Schuppenflechte.

Das Borretschöl HT

Wir haben nachgerechnet: Am preiswertesten erhalten Sie die Gamma-Linolensäure in Form des Borretschöls. Deswegen empfehlen wir den Läden, die Hobbythek-Zutaten führen, dieses den Verbrauchern anzubieten. Es ist zwar auch dort nicht ganz billig, aber immerhin noch wesentlich preiswerter, als wenn Gamma-Linolen-haltige Öle in Fertigprodukten eingearbeitet sind. Beim

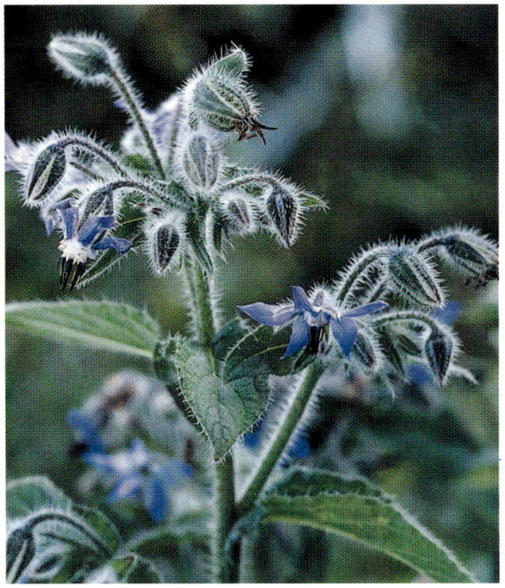

Abb. 24: Das Öl der Borretschpflanze enthält Gamma-Linolensäure.

Borretschöl ebenso wie beim Nachtkerzenöl ist es sehr wichtig, dass sie keine Pyrrolizidine enthalten. Die Qualität, die wir Borretschöl HT nennen, ist garantiert frei von diesen problematischen Pflanzenstoffen.
Das Borretschöl kommt wie die normalen Pflanzenöle in die Fettphase und kann entsprechend mit erhitzt werden, weil GLA bei diesen Temperaturen nicht beeinträchtigt wird. Bei ca. 100 g Fettphase können Sie 10–20 g des Pflanzenöls durch Borretschöl austauschen.

Liposome: Der Haut auf die Membran geschaut

Liposome, je nach Firma auch Niosome genannt, waren lange Zeit das verhätschelte und gepriesene Wunderkind der Kosmetikindustrie. Mit großem Werbeaufwand stiegen vor allem große französische Konzerne recht bald ins Geschäft ein, ohne auf fundierte wissenschaftliche Ergebnisse zu warten. Sie verdienten sich mit – aus heutiger Sicht – unhaltbaren Versprechungen eine goldene Nase. Über 100 D-Mark für 30 ml Liposomen-Gel, das war keine Seltenheit.
Die Hobbythek hat dem als erste entgegengehalten und Rohstoffe zugänglich gemacht, die es auch dem Verbraucher mit kleinem Geldbeutel ermöglichten, die vermeintliche Wunderwirkung auszuprobieren. Bei unseren Rezepten kosten dann letztlich 30 ml Liposomen-Gel bestenfalls 5 D-Mark und das bei gleicher Effizienz.
Heute ist die Diskussion über dieses Thema wesentlich nüchterner geworden. Aus dem angeblichen Wundermittel entwickelte sich ein zwar immer noch exzellentes, aber wesentlich weniger Aufsehen erregendes Kosmetikprodukt. Eine Revolution hat also nicht stattgefunden, aber eine gewisse Evolution ist schon abgelaufen.
Liposome sind durchaus ein nützliches Mittel der Kosmetik geworden.
Für problematische und strapazierte sowie alternde Haut stellen Kosmetika mit Liposomen durchaus eine Alternative zur herkömmlichen Creme dar, denn sie haben eine nicht zu leugnende Tiefenwirkung. Liposome glätten die Haut, eine echte Verjüngung der Zellen, wie es ursprünglich behauptet wurde, findet allerdings nicht statt.
Liposome sind winzige Kügelchen aus

Lecithin-Bausteinen, d. h. aus Phospholipiden, aus denen vor allem die Membranen unserer Zellen, d. h. auch die unserer Haut, gebildet werden. Nachweislich können Liposome die Hautschranke durchdringen und in Einzelfällen sogar mit den Membranen der Zellen fusionieren *(siehe Abb. 26).* Da die Liposome, die wir ausgewählt haben, aus Phospholipiden mit hohem Anteil mehrfach ungesättigter Fettsäuren bestehen, können sie die Hautzellen in Grenzen durchaus geschmeidiger machen. Leider funktioniert auch das nicht nachhaltig, so dass nur eine Daueranwendung Sinn hat, eine echte Verjüngung ist das also nicht. Der eigentliche Vorteil liegt darin, dass die Liposome den härtenden Cholesterinanteil der Membran etwas reduzieren können und gleichzeitig der Haut Feuchtigkeit zuführen.

Lipodermin-Konzentrat

Dieser neue Grundstoff ist insofern eine echte Errungenschaft, als dass er doppelt so hoch konzentriert ist wie Lipodermin Super, d. h. 20 %, und in Form einer Paste vorliegt, die mit 16 % Weingeist extrem lange haltbar gemacht wurde, ganz ohne chemische Konservierungsstoffe. Die Lipodermin-Konzentrat-Paste wird in Tuben à 40 g angeboten und ist viel preiswerter als die Liposome in der Ampulle bei gleicher Wirksamkeit. Die Paste enthält außer dem Alkohol, keimfreiem Wasser und den eigentlichen Liposomen keinerlei andere Zusatzstoffe. Interessant ist, dass die Liposome von sich aus eine Art Gel bilden, weil sie so dicht wie möglich gepackt sind. Mehr prozentuale Anteile sind allein vom zur Verfügung stehenden Raum nicht mehr unterzubringen. Lipodermin-Konzentrat ist vielfältig einzusetzen.

Cremaba

ist eine Cremegrundbase aus natürlichen Emulgatoren. In Zusammenarbeit mit Dermatologen wurde diese hautähnliche Cremegrundlage entwickelt, die sich mit dem natürlichen Hautfett verbindet. Die Cremaba kann als Tages- oder Nachtpflege pur, so wie sie angeboten wird, verwendet werden. Sie haben aber auch die Möglichkeit, zusätzliche Wirkstoffe und ätherische Öle nach Wahl selbst in die Cremaba einzuarbeiten, um sich so Ihre individuellen Pflegeprodukte einfach und schnell zusammenzustellen.

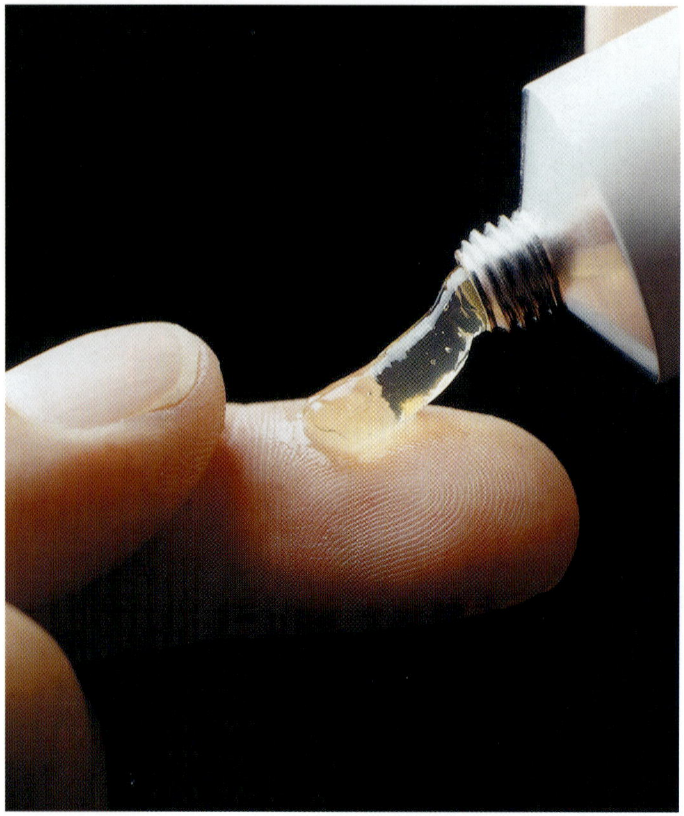

Abb. 25: Die Liposome des Lipodermin-Konzentrats bilden von sich aus ein Gel, weil sie so dicht wie möglich gepackt sind.

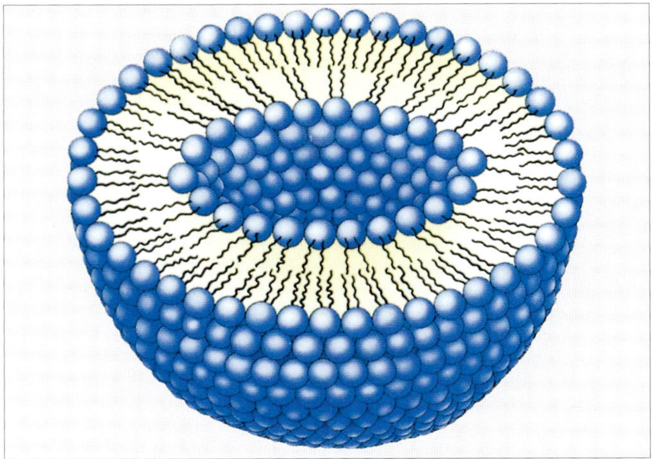

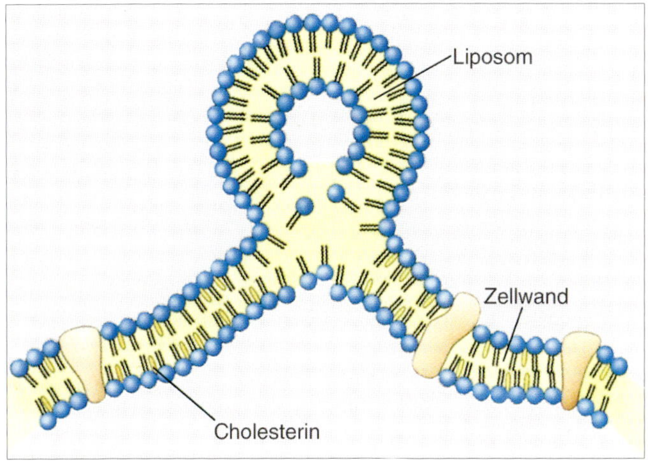

Abb. 26: Liposomkugel (links), die sich durch gleichen Aufbau mit der Membran unserer Hautzellen vereinigen kann (rechts).

Rezepte mit Cremaba, Liposomen und Fluids

Kalt gerührte Rezepturen

Gesichts- und Körperpflegeprodukte

Regenerationscreme mit ACE-Fluid

50 ml Cremaba HT
5 Tr. Sanddornöl
1 Messl. Lipodermin-Konzentrat
1 Messl. Vitamin-ACE-Fluid
10 Tr. Da Zao
8 Tr. ProVit F
10 Tr. Vithaar
14 Tropfen Paraben K
evtl. 3-4 Tr. Parfümöl nach Wahl

Die Herstellung ist denkbar einfach. Rühren Sie einfach im kalten Zustand alle Wirkstoffe in die Cremaba ein. Mit Paraben K hält sich die Regenerationscreme ca. 5–6 Monate.
Die Creme kann täglich angewandt werden, sie eignet sich aber auch hervorragend als wöchentliche Kur. Einfach wie eine Maske messerdick auf die Haut auftragen und mind. 15 Minuten einziehen lassen, anschließend überschüssige Creme entfernen. Versuchen Sie dieses Rezept auch einmal als Hals- und Dekolletécreme.

Vitamincreme für die Nacht mit Cremaba

50 ml Cremaba HT
1 Messl. Jojobaöl
1 Messl. Fluidlecithin Super
20 Tr. Vitamin-E-Acetat
10 Tr. Vitamin-A-Palmitat
$^1/_2$ Messl. D-Panthenol
$^1/_2$ Messl. Glycerin
14 Tr. Paraben K

Rühren Sie einfach der Reihe nach alle Wirkstoffe in die Cremaba ein. Für die Herstellung einer Creme mit Cremaba müssen Sie nichts erwärmen. Eine leichte, aber gut pflegende Creme, welche die nächtliche Regeneration fördert.

Feuchtigkeitspendende Creme mit Cremaba

50 ml Cremaba HT
1 $^1/_2$ ml Glycerin (ca. $^1/_2$ Messl.)
1 Messl. Jojobaöl
1 Messl. Nachtkerzenöl-Fluid HT
1 Msp. Hyaluronsäure
$^1/_2$ Messl. D-Panthenol
12 Tr. Paraben K
evtl. 2–4 Tr. Parfümöl nach Wahl

Rühren Sie der Reihe nach alle Wirkstoffe in die Cremaba ein. Achten Sie nur darauf, dass Sie die Hyaluronsäure vorab in etwas Wasser lösen. Besonders feuchtigkeitsarme Haut wird die Pflege mit dieser Creme sehr zu schätzen wissen.

Liposomen-Gel mit Jojobaöl

50 ml Wasser
$^1/_4$–$^1/_2$ Messl. Gelbildner
1 Messl. LV 41
2 Messl. Lipodermin-Konzentrat
1 Msp. Hyaluronsäure (in ein paar Tropfen Wasser vorlösen)
2 Messl. Jojobaöl
evtl. 2 Tr. Parfümöl nach Wahl
14 Tr. Paraben K
evtl. 2–4 Tr. Parfümöl nach Wahl

Gelbildner unter Rühren ins Wasser streuen – etwas quellen lassen, so dicken Sie das Wasser an, was später das Auftragen auf die Haut erleichtert. Restliche Zusatzstoffe in der angegebenen Reihenfolge unterrühren. Das fertige Gel hält sich ca. 5 Monate. Anstelle von Jojobaöl können Sie auch ein anderes Öl wählen wie z. B. Macadamianuss-, Weizenkeim-, Mandel- oder Avocadoöl. Das Liposomen-Gel können Sie als Erfrischung und als zusätzliche Nährpflege unter Ihre normale Tagespflege geben. Es eignet sich auch als Tages- und Nachtpflege bei fettiger Haut.

Vitamin-Liposomen-Gel

die Vitamin-Bombe für müde, fahle Haut

50 ml Wasser
$^1/_4$–$^1/_2$ Messl. Gelbildner
$^1/_2$ Messl. Vitamin-E-Fluid
$^1/_2$ Messl. Nachtkerzenöl-Fluid
1 Messl. Vitamin-ACE-Fluid
2 Messl. Lipodermin-Konzentrat
evtl. 2 Tr. Parfümöl nach Wahl
14 Tr. Paraben K

Auch bei diesem Rezept wird erst einmal das Wasser mit dem Gelbildner angedickt, anschließend rühren Sie einfach alle anderen Wirkstoffe ein. Dieses Gel hält sich ca. 5 Monate. Sollten Sie das Gefühl haben, Ihre Haut bedarf einer Auffrischung oder sieht etwas fahl und abgespannt aus, so ist dieses Gel genau das Richtige für Sie. Wie das Liposomen-Gel, eignet sich auch dieses Vitamin-Liposomen-Gel als Tages- und Nachtpflege bei fettiger Haut.

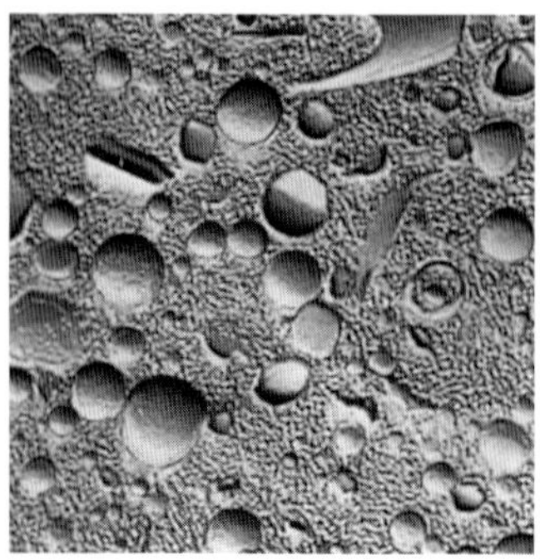

Schützende Creme gegen Umwelteinflüsse

50 ml Cremaba HT
$^1/_2$ Messl. Sanddornöl
1 Messl. Da Zao
$^1/_2$ Messl. Zi Cao
$^1/_2$ Messl. Vitamin-E-Acetat
$^1/_2$ Messl. Glycerin
evtl. 1–2 Messl. Jojobaöl
6 Tr. Paraben K

Rühren Sie alle Rohstoffe der Reihenfolge nach in die Cremaba ein. Wenn Sie eine etwas fetthaltigere Creme möchten, geben Sie zusätzlich 2 Messl. Jojobaöl hinzu. Eine pflegende Tagescreme für empfindliche Haut, auch für die kalte Jahreszeit geeignet.

Vitaminlotion mit Cremaba

50 ml Cremaba HT
2 Messl. Jojobaöl
1 Messl. Glycerin
1 Messl. D-Panthenol
1 Messl. Vitamin-E-Acetat
20 Tr. Vitamin-A-Palmitat
22 Tr. Paraben K
40 ml Wasser

Alle Wirkstoffe werden in die Cremaba eingerührt, erst zum Schluss wird das Wasser dazugegeben und alles nochmals gut miteinander verrührt. Die Vitaminlotion pflegt die Haut des ganzen Körpers, ohne schwer aufzuliegen und zieht gut ein, ohne einen fettigen Film auf der Haut zu bilden.

Abb. 27: Elektronenmikroskopische Aufnahme unseres Liposomen-Gels. Die kugelförmigen Liposomen sind deutlich erkennbar.

Liposomen-Fluid Spray, flüssige Bodylotion

5 ml kosm. Basiswasser
2 Messl. Lipodermin-Konzentrat
14 Tr. Paraben K
80 ml Hamameliswasser
5 ml Aloe vera 10-fach
1 ml Vitamin-ACE-Fluid
2 ml Borretschöl-Fluid
4 ml Glycerin
1/2 Messl. D-Panthenol
evtl. 2–4 Tr. Parfümöl nach Wahl

Lipodermin-Konzentrat in Alkohol auflösen und Paraben K dazugeben. Anschließend können Sie die restlichen Zusatzstoffe hinzufügen. Das fertige Liposomen-Fluid-Spay in einen Zerstäuber füllen und ja nach Bedarf auf Gesicht und Körper sprühen – vor Gebrauch gut schütteln. Ein sehr schönes Spray bei trockner und strapazierter Haut, was gleichzeitig erfrischt. Die flüssige Bodylotion ermöglicht auch die Pflege der Haut an Stellen, die schwer zu erreichen sind.

Augenpflegeprodukte

Vitamin-Gel für die Augen

50 ml Wasser
1/4–1/2 Messl. Gelbildner
2 Messl. Lipodermin-Konzentrat
15 Tr. Meristem-Extrakt
1/2 Messl. Vitamin-ACE-Fluid
20 Tropfen Glycerin
14 Tr. Paraben K
evtl. 2 Tr. Parfümöl nach Wahl

Wasser mit dem Gelbildner andicken. Parallel dazu Lipodermin-Konzentrat mit Paraben vermischen und in das angedickte Wasser rühren. Nun die restlichen Substanzen dazugeben. Das Gel hält sich ca. 5 Monate. Ein sehr leichtes Gel für den Augenbereich, um dem Spannkraftverlust entgegenzuwirken, gleichzeitig werden Mimikfältchen verringert.

Augengel mit Macadamianussöl 50 ml Wasser

1/4–1/2 Messl. Gelbildner
1 Messl. Lipodermin-Konzentrat
20 Tr. Meristem-Extrakt
10 Tr. Da Zao
20 Tropfen Glycerin
1 Messl. Macadamianussöl
1/2 Messl. LV 41
15 Tr. Seidenproteine
14 Tr. Paraben K
evtl. 2 Tr. Parfümöl nach Wahl

Herstellung wie die anderen Gele. Ein leichtes Augengel zur Regeneration und Pflege des Augenbereiches.

Aloe-vera-Augengel, feuchtigkeitsspendend

50 ml Wasser
1/2 Messl. Gelbildner
2 Messl. Aloe vera 10-fach
20 Tr. Seidenproteine
1 ml Glycerin
1 Messl. D-Panthenol
2 Messl. Vitamin-E-Fluid
12 Tr. Paraben K
evtl. 1 Tr. Parfümöl nach Wahl

Gerade die Augenpartie benötigt eine ausgewogene Pflege, um vorzeitiger Faltenbildung vorzubeugen.

Hals- und Dekolletégel

50 ml Wasser
1/4–1/2 Messl. Gelbildner
1 Messl. Vitamin-ACE-Fluid
1/2 Messl. D-Panthenol
1 Messl. Glycerin
2 Messl. Macadamianussöl
5 Tr. ProVit F
15 Tr. Vithaar
14 Tr. Paraben K
evtl. 2–4 Tr. Parfümöl nach Wahl

Gerne wird bei der Pflege der Bereich Hals und Dekolleté vernachlässigt. Dieses Gel sorgt für eine lang anhaltende Pflege der Haut, um auch hier die erforderliche Spannkraft zu erhalten. Das Gel wird einfach nach dem Waschen großzügig aufgetragen und in die Haut einmassiert.

Pflegendes Hand- und Nagelgel, nicht fettend

100 ml Wasser
1/2 Messl. Gelbildner
1 Messl. Vitamin-E-Fluid
10 Tr. ProVit F
2 Messl. Glycerin
1 Messl. D-Panthenol
14 Tr. Paraben K
evtl. 2 Tr. Parfümöl nach Wahl

Stellen Sie dieses Gel wie gewohnt her. Es ist ein sehr leichtes Gel, welches die Hände pflegt und gut einzieht ohne einen fettigen Film zu bilden. Tragen Sie das Gel nach der Handreinigung sparsam auf.

Jetzt darf gemixt werden

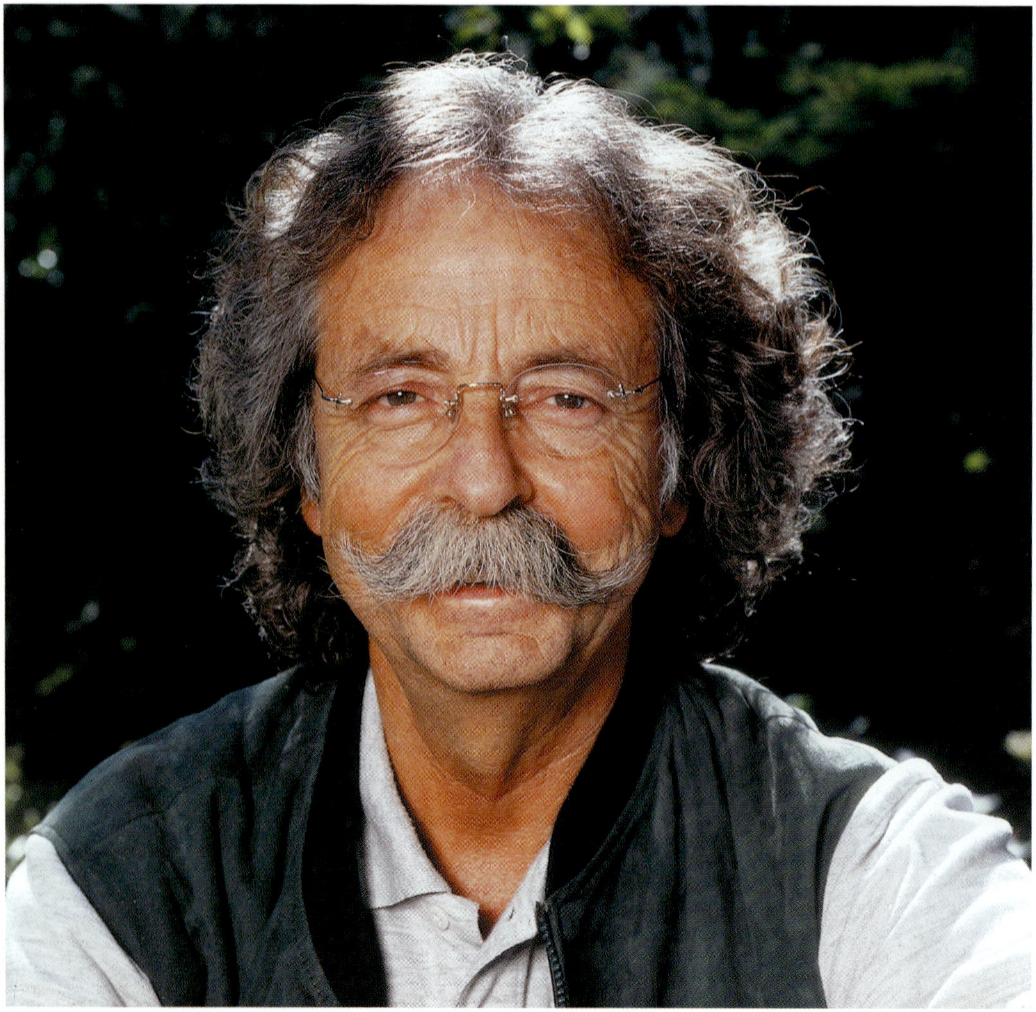

Cremes und Lotionen

Um Ihnen die Zubereitung so einfach wie möglich zu machen, haben wir unsere Rezepte in der Regel folgendermaßen aufgeteilt:
Als erstes geben wir die Zutaten für die Fettphase gesondert an.
Die Zutaten der Fettphase müssen immer sehr sorgfältig abgewogen werden und dürfen nicht gegen andere Rohstoffe ausgetauscht oder in der Menge verändert werden.
Bei empfindlicher Haut verzichten Sie eventuell ganz auf Parfüm oder machen vorher einen Allergietest.
Die Rezepte für die fertigen Cremes sind in der Regel aufgeteilt in die drei Phasen a), b) und c), wobei Sie unter a) alles finden, was zur Fettphase gehört, unter b) die Wasserphase und unter c) die zusätzlichen Wirkstoffe.
Fast alle Fettphasen lassen sich auch nur mit Wasser – ohne zusätzliche Wirkstoffe – zu einer stabilen Emulsion anrühren, die auch hautpflegende Eigenschaften hat. Besonders die ersten Versuche können Sie durchaus auch ohne teure Wirkstoffe machen.
Wir hoffen, dass Sie von den Ergebnissen genauso begeistert sein werden wie wir.

Für die fettige Haut

Tagescremes

Tagescreme für empfindliche und irritierte Haut

Fettphase:

22 g Tegomuls
3 g Ceralan oder Bienenwachs
65 g Erdnussöl

Fertige Creme (ca. 40 ml):

a) 10 g Fettphase

b) 30 ml dest. Wasser

c) 1/4 Messl. D-Panthenol 75
36 Tr. (2 g) Meristem-Extrat
evtl. 10 Tr. (0,4 g) Bisabolol
evtl. Parfüm
4 Tr. Paraben K
1/2 Messl. (1 g) Vitamin-E-Acetat

Die Fettphase bei niedriger Temperatur langsam im feuerfesten Becherglas auf 70 °C schmelzen. Heißes Wasser dazugeben und gut verrühren. Bei Handwärme (30 °C), die Wirkstoffe c) nacheinander unterrühren. Bei empfindlicher Haut eventuell auf Parfüm ganz verzichten. Durch den Meristem-Extrakt wird die Creme leicht bräunlich gefärbt.

Abb. 29: Alles, was Sie zur Zubereitung einer Creme oder Lotion brauchen: die Fettphase, die Wasserphase und die zusätzlichen Wirkstoffe.

Feuchtigkeitscreme mit Aloe vera
Auch für unreine Haut

Fettphase

25 g Tegomuls
5 g Sheabutter
70 ml Mandel- oder Macadamianussöl

Fertige Creme (ca. 50 ml):

a) 10 g Fettphase
1/2 Messl. Vitamin-E-Acetat

b) 35 ml dest. Wasser

c) 1/3 Messl. (1 g) D-Panthenol 75
10 Tr. Aloe vera 10-fach
3 Tr. Parfüm
5 Tr. Paraben K

Die Fettphase bei niedriger Temperatur langsam im feuerfesten Becherglas auf 70 °C schmelzen und dann mit ca. 80 °C heißem Wasser übergießen. Danach gut verrühren, damit sich die Emulsion bildet. Bei Handwärme (30 °C) die Wirkstoffe c) nacheinander unterrühren. Es entsteht eine softige weiße Creme, die nicht fettend wirkt.

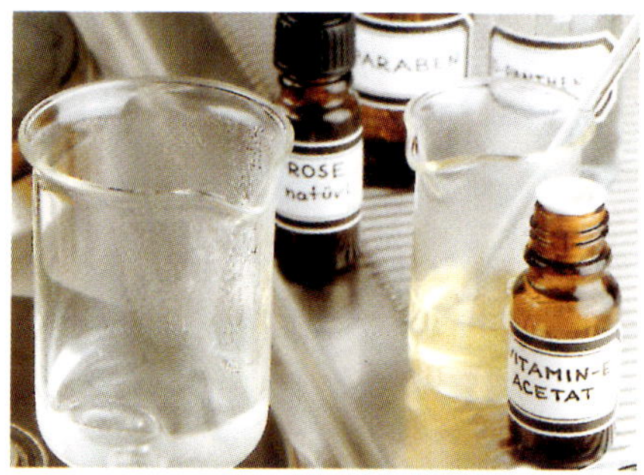

Gel für besonders fettige Haut

Dies ist eine optimale Hautpflege für den Tag, für alle, die kein Fett auftragen möchten, sondern nur Wirkstoffe und Pflegesubstanzen.

a) 5 ml Kosmetisches Haarwasser
1 Messl. Gelbildner

b) 20 Tr. Meristem-Extrakt
$^{1}/_{2}$ Messl. D-Panthenol 75
evtl. $^{1}/_{2}$ Messl. Aloe vera 10-fach
80 ml dest. Wasser
10 Tr. Paraben K
$^{1}/_{2}$ Messl. LV 41
5 Tr. Da Zao
3 Tr. Parfümöl nach Wahl

Kosmetisches Haarwasser und Gelbildner vermischen. Alle restlichen wasserlöslichen Zutaten b) mischen. Phase a) zusammengießen und schütteln. Es bildet sich sofort ein Gel.

Nachtcremes

Nachtcreme für empfindliche Haut

Fettphase:

20 g Tegomuls
5 g Sheabutter
5 g Bienenwachs
70 ml Erdnuss- oder Macadamianussöl

Fertige Creme (ca. 50 ml):

a) 10 g Fettphase

b) 40 ml dest. Wasser

c) 30 Tr. Meristem-Extrakt
10 Tr. (0,4 g) Bisabolol
$^{1}/_{2}$ Messl. D-Panthenol 75
3 Tr. Parfüm
6 Tr. Paraben K

10 g der ca. 70 °C warmen Fettphase mit 40 ml (ca. 80 °C) heißem Wasser übergießen und gut verrühren, damit sich die Emulsion bildet. Bei Handwärme (30 °C) die Wirkstoffe c) nacheinander unterrühren.

Vitamin-, Antifalten- und Feuchtigkeitscreme

Fettphase:

15 g Tegomuls
6 g Emulsan II
65 ml Soja- oder Macadamianussöl

Fertige Creme (ca. 40 ml):

a) 10 g Fettphase

b) 25 g dest. Wasser
20 Tr. Vitamin-ACE-Fluid
1 Msp. Hyaluron HT
2–3 Tr. Parfüm
4 Tr. Paraben K
$^{1}/_{2}$ Messl. Vitamin-E-Acetat

Die Fettphase bei niedriger Temperatur langsam auf ca. 70 °C schmelzen und das ca. 80 °C heiße Wasser dazugießen. Dann kräftig verrühren, damit sich die Emulsion bildet. Bei Handwärme (30 °C) die Wirkstoffe c) nacheinander unterrühren. Die Hyaluronsäure zunächst im Messlöffel mit einigen Tropfen Wasser mischen und dann einarbeiten.
Es entsteht eine relativ feste weiße Creme, die sehr angenehm auf der Haut ist.

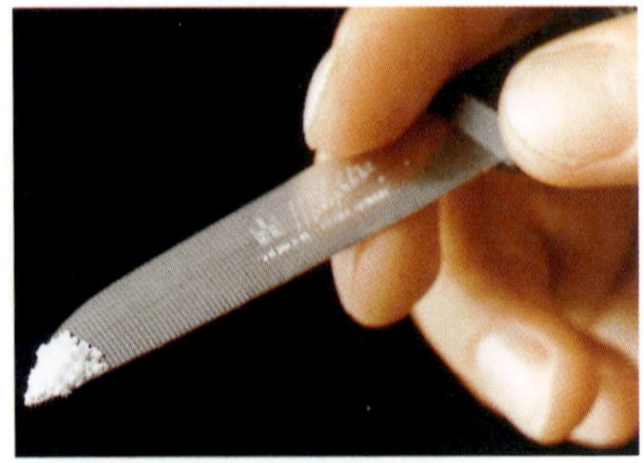

Abb. 30: Von unserem Hyaluron HT brauchen Sie in der Regel nur eine Messerspitze (1 Msp.) voll.

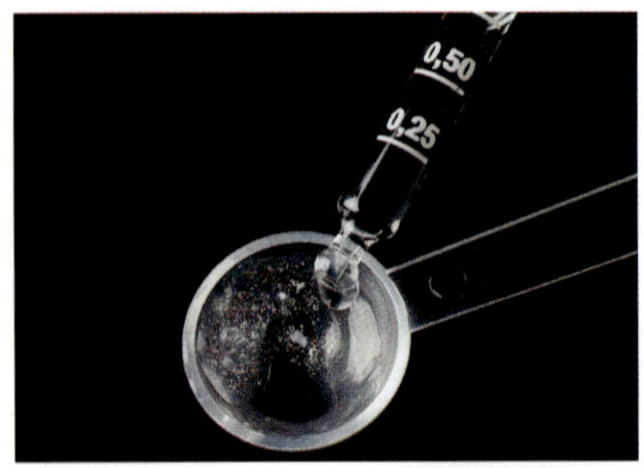

Abb. 31: Hyaluron HT wird zunächst im Messlöffel mit einigen Tropfen Wasser gemischt und dann in die Creme eingearbeitet. So bilden die Kristalle ein klümpchenfreies Gel.

Liposomen-Nachtcreme

Fettphase:

22 g Emulsan II
5 g Walratersatz
60 g Erdnuss- oder Jojobaöl

Fertige Creme (ca. 40 ml):

a) 10 g Fettphase

b) 20–25 ml dest. Wasser
1 Msp. Allantoin

c) 3–6 g (1–2 Messl.) Lipodermin-Konzentrat
$^{1}/_{2}$ Messl. D-Panthenol 75
2 Tr. Parfüm
5 Tr. Paraben K

Allantoin in ca. 80 °C heißem Wasser lösen und auf die warme Fettphase (ca. 70 °C) gießen. Danach kräftig rühren, damit sich die Emulsion bildet. Bei Handwärme (30 °C) rühren Sie die Wirkstoffe c) ein. Wer auf Konservierungsstoffe ganz verzichten möchte, kann seine Creme auch portionsweise einfrieren.

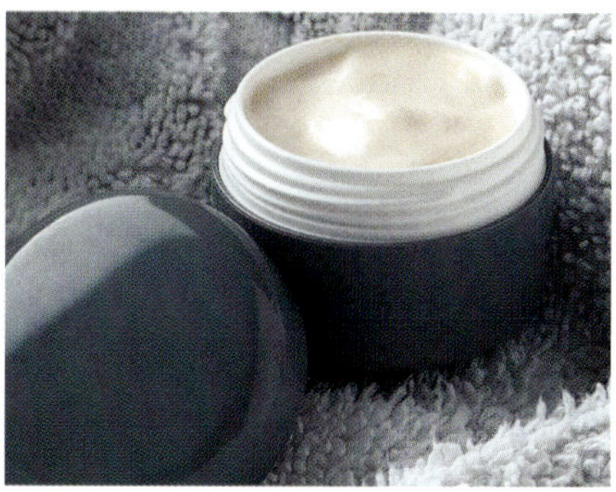

Bodylotion

Besonders leichte Bodylotion

Fettphase:

15 g Tegomuls
6 g Emulsan II
70 ml Erdnuss- oder Sesamöl

Fertige Milch (ca. 120 ml):

a) 20 g Fettphase

b) 100 ml dest. Wasser

c) $^{1}/_{2}$ Messl. D-Panthenol 75
$^{1}/_{2}$ Messb. Aloe vera 10-fach
4–5 Tr. Parfüm
12 Tr. Paraben K

Auf 20 g heiße Fettphase (ca. 70 °C) das ca. 80 °C heiße Wasser gießen. Danach kräftig rühren, damit sich die Emulsion bildet. Bei Handwärme (30 °C) Wirkstoffe c) nacheinander unterrühren.

Abb. 33: Lipodermin-Konzentrat und D-Panthenol werden gesondert vermischt und zur handwarmen Emulsion gegeben. Danach können die übrigen Wirkstoffe zugegeben werden.

Abb. 32: Emulsionen mit Vitamin A müssen lichtgeschützt aufbewahrt werden, deshalb sollten sie nicht in ein Glastöpfchen abgefüllt werden.

Blütenweiße Lotion

Fettphase:

22 g Emulsan II
2 g (1 knapper Messl.) Fluidlecithin Super
70 ml Sonnenblumen- oder Mandelöl

Fertige Milch (ca. 100 ml):

a) 20 g Fettphase

b) 80 ml dest. Wasser

c) 1 Messl. D-Panthenol 75
3–5 Tr. Parfüm
10 Tr. Paraben K

Die warme Fettphase (ca. 70 °C) mit ca. 80 °C heißem Wasser übergießen. Danach kräftig rühren, damit sich die Emulsion bildet. Bei Handwärme (30 °C) Wirkstoffe c) nacheinander unterrühren.

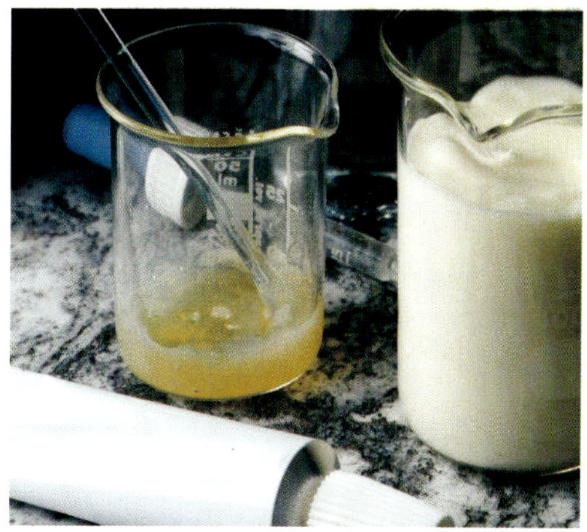

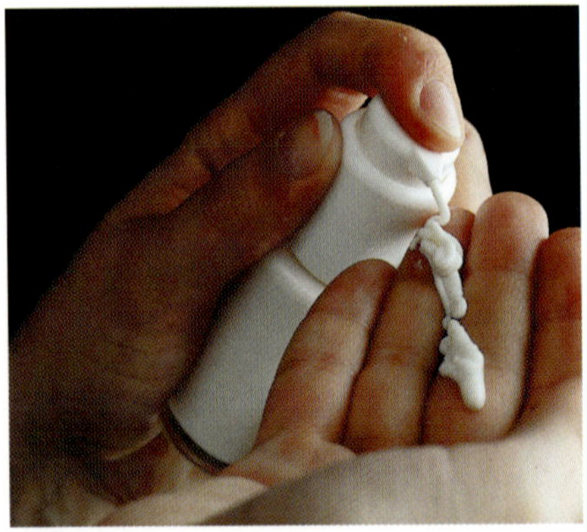

Abb. 34: Unsere blütenweiße Körperlotion lässt sich besonders angenehm aus einem Pumpspender entnehmen.

Für die normale Haut

Tagescremes

Tagescreme für empfindliche Haut

Fettphase:

20 g Tegomuls
70 ml Erdnuss- oder Mandelöl

Fertige Creme (ca. 40 ml):

a) 10 g Fettphase

b) 30 ml dest. Wasser

c) $^1/_4$ Messl. D-Panthenol 75
8 Tr. (0,4 g) Meristem-Extrakt
2 Tr. Parfüm
4 Tr. Paraben K

In die heiße Fettphase (ca. 70 °C) das ca. 80 °C heiße Wasser geben. Danach kräftig rühren, damit sich die Emulsion bildet. Stehen lassen zum Abkühlen, zwischendurch noch mal rühren. Bei Handwärme (30 °C) die Wirkstoffe c) nacheinander unterrühren.

Vitamincreme für die reife Haut
Auch für unreine Haut geeignet

Fettphase:

20 g Tegomuls
5 g Kakaobutter
5 g Sheabutter
60 ml Soja- oder Avocadoöl

Fertige Creme (ca. 30 ml):

a) 10 g Fettphase

b) 20 ml dest. Wasser

c) $^1/_4$ Messl. D-Panthenol 75
6 Tr. Vitamin-A-Palmitat-Öl HT
2–3 Tr. Parfüm
4 Tr. Paraben K
$^1/_2$ Messl. Vitamin-E-Acetat

Die Fettphase bei niedriger Temperatur langsam schmelzen (ca. 70 °C), und heißes (ca. 80 °C) Wasser dazugießen. Dann kräftig rühren, damit sich die Emulsion bildet.
Zum Abkühlen stehen lassen, eventuell zwischendurch noch mal rühren. Bei Handwärme (30 °C), die Wirkstoffe c) nacheinander unterrühren. Es entsteht eine glatte Creme. Cremes mit Vitamin A müssen lichtgeschützt aufbewahrt werden.

Liposomencreme für den Tag

Fettphase:

22 g Emulsan II
3 g Walratersatz
65 ml Mandel- oder Avocadoöl

Fertige Creme (ca. 40 ml):

a) 10 g Fettphase

b) 20 ml dest. Wasser

c) $^1/_3$ Messl. (1 g) D-Panthenol 75
4 g (1 geh. Messl.) Lipodermin-Konzentrat
2 Tr. Parfüm
4 Tr. Paraben K
$^1/_2$ Messl. (1 g) Vitamin-E-Acetat

Die Fettphase bei niedriger Temperatur langsam im feuerfesten Becherglas schmelzen (ca. 70 °C), anschließend heißes (ca. 80 °C) Wasser dazugießen. Danach kräftig rühren, damit sich die Emulsion bildet. Zum Abkühlen stehen lassen, eventuell zwischendurch noch mal schütteln. Das Lipodermin-Konzentrat in ein sauberes Gläschen geben und mit D-Panthenol mischen. Bei Handwärme (30 °C) zuerst die Lipodermin-Mischung unterrühren, dann erst Parfüm und Konservierung zugeben. Wer auf Konservierungsstoffe ganz verzichten möchte, kann seine Creme auch portionsweise einfrieren.

Nachtcremes

Nachtcreme für empfindliche Haut

Fettphase:

8 g Emulsan II
5 g Walratersatz
70 ml Sonnenblumenöl

Fertige Creme (55 ml):

a) 30 g Fettphase
b) 25 ml dest. Wasser
18 Tr. Meristem-Extrakt
c) 6 Tr. Paraben K
2 Tr. Parfüm

Fettphase auf 70 °C erhitzen – das ist beim Arbeiten mit Emulsan ganz wichtig –, destilliertes Wasser aufkochen und mit Meristem-Extrakt auf die Fettphase gießen. Kräftig verrühren, bis die Emulsion auf ca. 50 °C abgekühlt ist. Bei 30 °C die Konservierung unterrühren und anschließend das Parfüm dazugeben.
Das Ergebnis ist eine glänzende, besonders geschmeidige Creme.

Nachtcreme mit Feuchtigkeitswirkstoffen

Fettphase:

7 g Emulsan II
40 ml Macadamianussöl

Fertige Creme (ca. 50 ml):

a) 20 g Fettphase
b) 30 ml dest. Wasser
1 Msp. Allantoin
c) 1 Msp. Hyaluron HT
5 Tr. Paraben K
2–3 Tr. Parfüm

Fettphase auf 70 °C erhitzen, destilliertes Wasser aufkochen, Allantoin lösen und zur Fettphase dazugießen. Kräftig verrühren, bis die Emulsion auf ca. 50 °C abgekühlt ist. Die Hyaluronsäure mit einigen Tropfen Wasser anrühren und dann einarbeiten. Abschließend Paraben K und Parfüm dazugeben. Sie erhalten eine weiche Creme, die sich gut auftragen lässt.

Feuchtigkeitscreme mit Antifaltenwirkstoffen

Fettphase:

22 g Emulsan II
5 g Walratersatz
2 g Fluidlecithin Super
60 ml Mandel- oder Weizenkeimöl

Fertige Creme (ca. 30 ml):

a) 10 g Fettphase
b) 20 ml dest. Wasser
c) 20–30 Tr. Fibrostimulin K
1 Msp. Hyaluron HT
1–2 Tr. Parfüm
3 Tr. Paraben K
1/4 Messl. Vitamin-E-Acetat

Die Fettphase bei niedriger Temperatur langsam auf ca. 70 °C schmelzen und ca. 80 °C heißes Wasser dazugießen. Dann kräftig verrühren, damit sich die Emulsion bildet. Zum Abkühlen stehen lassen, zwischendurch nochmals umrühren. Bei Handwärme (30 °C) die Wirkstoffe c) nacheinander unterrühren. Die Hyaluronsäure zunächst im Messlöffel mit einigen Tropfen Wasser mischen und dann einarbeiten. Die fertige Creme eventuell einen Tag später noch mal kurz umrühren, dann bleibt sie sehr stabil.

Bodylotion

Einfache Körpermilch

Ein kurzes Rezept mit gutem Ergebnis

Fettphase:

22 g Emulsan II
80 ml Soja- oder Sesamöl

Fertige Milch (ca. 120 ml):

a) 30 g Fettphase
b) 90 ml dest. Wasser
1/4 Messl. Allantoin
c) 20 Tr. (0,8 g) Bisabolol
5 Tr. Parfüm
12 Tr. Paraben K
8 Tr. D-Panthenol 75

Die warme Fettphase auf ca. 70 °C schmelzen und mit ca. 80 °C heißem Wasser übergießen. Danach kräftig rühren, damit sich die Emulsion bildet.

Zum Abkühlen stehen lassen, eventuell zwischendurch nochmals umrühren. Bei Handwärme (30 °C) Wirkstoffe c) nacheinander unterrühren.

Bodylotion für empfindliche Haut

Fettphase:

20 g Tegomuls
8 g Sheabutter
80 ml Sesam- oder Mandelöl

Fertige Milch (ca. 100 ml):

a) 20 g Fettphase

b) 80 ml dest. Wasser
10 Tr. Meristem-Extrakt

c) 1 Messl. D-Panthenol 75
5 Tr. Parfüm
10 Tr. Paraben K

Die ca. 70 °C warme Fettphase mit ca. 80 °C heißem Wasser übergießen. Danach kräftig rühren, damit sich die Emulsion bildet. Zum Abkühlen stehen lassen, eventuell zwischendurch nochmals umrühren. Bei Handwärme (30 °) die Wirkstoffe unterrühren.
Die Sheabutter soll übrigens gut gegen erweiterte Äderchen sein. Wir halten dies für zweifelhaft, aber auf jeden Fall hat sie sehr hautpflegende Eigenschaften und ist ein guter Konsistenzgeber. Der Meristem-Extrakt färbt die Emulsion bräunlich, wen das stört, der lässt den Extrakt weg.

Sheabutter-Körperlotion mit Emulsan

Fettphase:

12 g Emulsan II
10 g Sheabutter
10 g Kakaobutter
40 ml Soja- oder Macadamianussöl

Fertige Milch (80 ml):

a) 20 g Fettphase

b) 60 ml dest. Wasser
$^1/_4$ Messl. Allantoin

c) $^1/_3$ Messl. D-Panthenol 75
8 Tr. Paraben K
4 Tr. Parfüm

Fettphase auf 70 °C erhitzen, ca. 80 °C heißes Wasser mit Allantoin dazugießen, kräftig rühren, bis sich die Emulsion bildet. Noch ca. 5 Minuten weiterrühren, bei ca. 30 °C D-Panthenol und Paraben unterrühren und das Parfüm zugeben.
Es bildet sich eine besonders glatte und geschmeidige Lotion.

Für die trockene Haut

Tagescremes

Vitamincreme für reifere Haut

Fettphase:

10 g Tegomuls
10 g Walratersatz
2 g Fluidlecithin Super
70 ml Mandel- oder Avocadoöl

Fertige Creme (ca. 40 ml):

a) 20 g Fettphase

b) 20 ml dest. Wasser

c) $^1/_3$ Messl. (1 g) D-Panthenol 75
8 Tr. Vitamin-A-Palminat-Öl HT
4 Tr. Paraben K
1 Tr. Parfüm
2 g (1 Messl.) Vitamin-E-Acetat

Die Fettphase auf kleiner Flamme einschmelzen (ca. 70 °C), vom Feuer nehmen und ca. 80 °C heißes Wasser dazugeben, gut verrühren und auf 30 °C abkühlen lassen. Anschließend die Wirkstoffe c) unterrühren.
Sie erhalten eine hervorragende Tagescreme für die Haut ab 30: Vitamin-E-Acetat bietet Schutz und Pflege. Vitamin-A-Palmitat-Öl HT beeinflusst die Haut ebenfalls äußerst günstig *(vgl. Seite 29)*, es ist auch für unreine Haut gut geeignet.
Vitamin-A-Creme lichtgeschützt aufbewahren.

Tagescreme mit Sheabutter

Fettphase:

14 g Emulsan II
10 g Sheabutter
10 g Ceralan oder Bienenwachs
70 ml Mandelöl

Fertige Creme (ca. 50 ml):

a) 20 g Fettphase

b) 30 ml dest. Wasser
1 Msp. Allantoin
$^1/_2$ Messl. Elastinpulver

c) $^1/_2$ Messl. (1,5 g) D-Panthenol 75
5 Tr. Paraben K
1–2 Tr. Parfüm

Fettphase erhitzen (70 °C), das Allantoin ins ca. 80 °C heiße Wasser geben und dazugießen. Kräftig verrühren, abkühlen lassen. Bei Handwärme (30 °C) D-Panthenol, Paraben und Parfüm zugeben.
Sie erhalten eine glatte, gut fettende Pflegecreme mit unserem Emulgator Emulsan II *(vgl. Seite 17)*. Die angenehme Wirkung der Sheabutter macht sich beim Auftragen der Creme sofort bemerkbar.

Liposomencreme mit Sheabutter

Fettphase:

22 g Emulsan II
10 g Sheabutter oder Kakaobutter
60 ml Mandelöl

Fertige Creme (ca. 35 ml):

a) 10 g Fettphase

b) 20 ml dest. Wasser

c) 1 g ($^1/_3$ Messl.) D-Panthenol 75
6 g (2 Messl.) Lipodermin-Konzentrat
1–2 Tr. Parfüm
4 Tr. Paraben K
1 g ($^1/_2$ Messl.) Vitamin-E-Acetat

Die Fettphase bei niedriger Temperatur langsam im feuerfesten Becherglas schmelzen (ca. 70 °C) und anschließend heißes (ca. 80 °C) Wasser dazugießen. Danach kräftig rühren, damit sich die Emulsion bildet. Zum Abkühlen stehen lassen, eventuell zwischendurch nochmals umrühren. Das Liposomen-Konzentrat in ein sauberes Gläschen geben und mit D-Panthenol mischen. Bei Handwärme (30 °C) zuerst die Lipodermin-Mischung unterrühren, dann Parfüm und Konservierung zugeben.
Wer auf Konservierungsstoffe ganz verzichten möchte, kann seine Creme auch portionsweise einfrieren *(vgl. Seite 8)*.

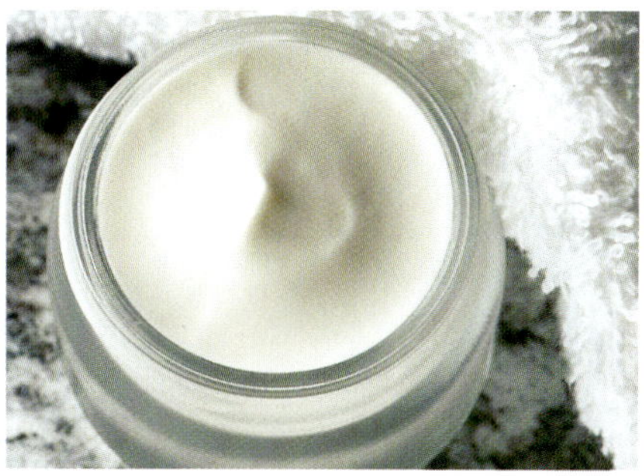

Abb. 35: So schön sieht eine selbst hergestellte Pflegecreme aus.

Nachtcremes

Einfache Nachtcreme (W/O)

Fettphase:

12 g Emulsan II
80 ml Soja- oder Jojobaöl

Fertige Creme (ca. 55 ml):

a) 30 g Fettphase

b) 40–50 ml dest. Wasser
1 Msp. Allantoin

c) 4 Tr. Bisabolol
6 Tr. Paraben K
3 Tr. Parfüm

Fettphase auf 70 °C erhitzen. Destilliertes Wasser aufkochen, Allantoin zugeben, auf die Fettphase gießen und kräftig rühren, bis die Emulsion auf ca. 50 °C abgekühlt ist. Bei 40 °C das Bisabolol, die Konservierung und zum Schluss das Parfüm unterrühren.
Für die reifere Haut können anstelle von Bisabolol auch 11 Tropfen Vitamin-A-Palmitat-Öl HT zugegeben werden.

Lecithincreme für extrem trockene Haut

Auch für empfindliche Haut

Fettphase:

12 g Emulsan II
10 g Fluidlecithin Cm
60 ml Avocadoöl
10 ml Borretsch- oder Nachtkerzenöl

Fertige Creme (ca. 40 ml):

a) 20 g Fettphase

b) 20 ml dest. Wasser
1 Msp. Allantoin

c) 8 Tr. (0,4 g) Meristem-Extrakt
1 Msp. Hyaluron HT
5 Tr. Paraben K
1–2 Tr. Parfüm

Die Fettphase schmelzen (ca. 70 °C), Allantoin in ca. 80 °C heißem Wasser lösen und auf das Fett gießen, gut verrühren und abkühlen lassen. Die Hyaluronsäure, die vorher mit ein paar Tropfen Wasser verrührt wurde, wird dann bei 30 °C untergerührt. Zum Schluss konservieren und parfümieren. Eine sehr hautpflegende, gut fettende Creme, die trotz des hohen Lecithingehalts nicht schleimig wirkt. Die Creme hat den typischen Lecithingeruch.

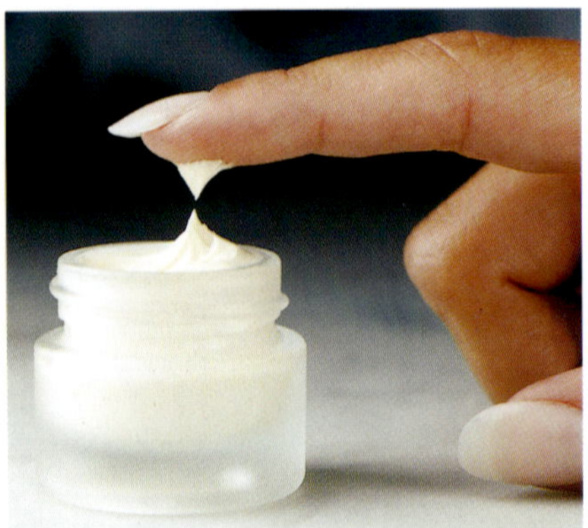

Abb. 36: Die Lecithincreme für extrem trockene Haut ist eine besonders reichhaltige Nachtcreme.

Vitamin-Nachtcreme mit Vitamin-A-Palmitat-Öl HT

Für die Haut ab 30

Fettphase:

12 g Emulsan II
1 Messl. Ceralan
70 ml Avocado- oder Sesamöl

Fertige Creme (ca. 40 ml):

a) 20 g Fettphase

b) 15–20 ml dest. Wasser

c) 8 Tr. Vitamin-A-Palmitat-Öl HT
5 Tr. Paraben K
$^1/_2$ Messl. Vitamin-ACE-Fluid
1–2 Tr. Parfüm

Fettphase im feuerfesten Becherglas auf 70 °C erhitzen, ca. 80 °C heißes Wasser daraufgießen. Kräftig verrühren, auf Handwärme (30 °C) abkühlen lassen, dann nacheinander Vitamin-A-Palmitat-Öl HT, Konservierung und Parfüm unterrühren.
Bei Rezepturen mit dem Emulgator Emulsan II *(vgl. Seite 17)* müssen die Temperaturangaben sorgfältig beachtet werden. Die Wirkstoffe sollten vorsichtig zugegeben werden, das weniger temperaturempfindliche Paraben K eventuell schon bei 40 °C. Wenn die Emulsion vollständig auf Raumtemperatur abgekühlt ist, dürfen keine Zusatzstoffe mehr untergerührt werden.

Bodylotion

Vitamin-Bodylotion

Diese Wirkstoffkombination ist besonders für die reifere Haut geeignet.

Fettphase:

22 g Emulsan II
5 ml Fluidlecithin Super
50 ml Sesamöl
20 ml Borretsch- oder Nachtkerzenöl

Fertige Milch (120 ml):

a) 30 g Fettphase

b) 90 ml dest. Wasser
1 Messl. (3 g) D-Panthenol 75

c) 24 Tr. Vitamin-A-Palmitat-Öl HT
13 Tr. Paraben K
3–4 Tr. Parfüm
$^1/_2$ Messl. Vitamin-E-Acetat

Fettphase bei niedriger Temperatur leicht schmelzen (ca. 70 °C), ca. 80 °C heißes Wasser dazugießen, verrühren und abkühlen lassen. Bei 30–40 °C D-Panthenol und Vitamin-A-Palmitat-Öl HT unterrühren, dann konservieren und parfümieren.
Lotion mit Vitamin A muss lichtgeschützt aufbewahrt werden.

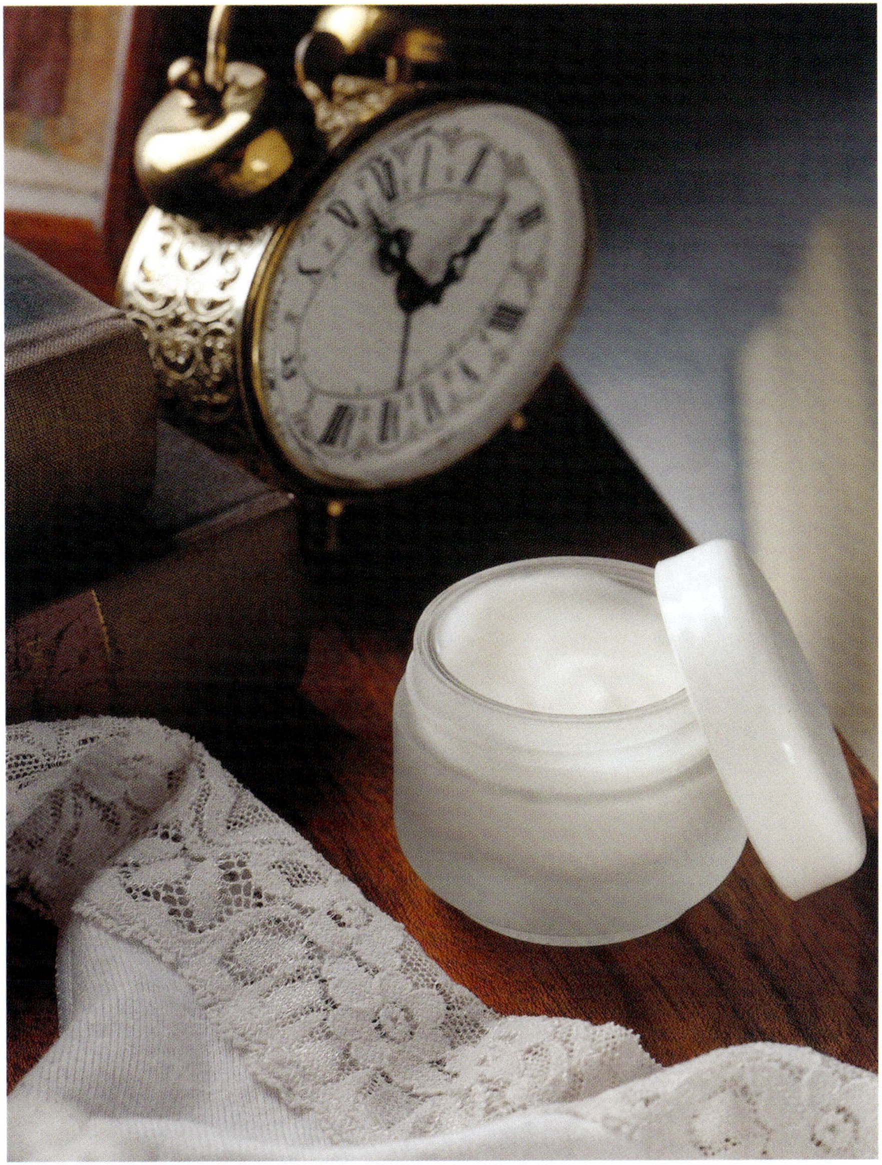

Abb. 37: Verwöhnen Sie sich am Abend mit einer angenehmen Nachtcreme, die ganz Ihren individuellen Bedürfnissen entspricht.

Körpermilch für empfindliche, irritierte oder juckende Haut

Fettphase:

16 g Emulsan II
5 g Fluidlecithin Cm
70 ml Soja- oder Macadamianussöl

Fertige Milch (100 ml):

a) 30 g Fettphase

b) 75 ml dest. Wasser

c) 36 Tr. (2 g) Meristem-Extrakt
3 g (1 Messl.) D-Panthenol 75
11 Tr. Paraben K
5 Tr. Zi Cao
evtl. Parfüm

Ca. 80 °C heißes Wasser auf die heiße Fettphase (ca. 70 °C) gießen und gut verrühren, damit sich die Emulsion bildet. Dann Meristem-Extrakt und D-Panthenol, das nicht über 65 °C erhitzt werden darf, hineingeben. Bei Handwärme konservieren und parfümieren.
Diese Milch wird durch den Meristem-Extrakt bräunlich gefärbt. Wer keine Hautprobleme hat, kann den Extrakt einfach weglassen und erhält auch dann eine sehr gute Lotion. Der Meristem-Extrakt hat allerdings wichtige Schutzfunktionen für die Haut *(vgl. Seite 25)*.

Schnell und einfach – Das Komplettprogramm von Kopf bis Fuß

Ein Pflegeprogramm für jedermann, in einfachen Portionen herzustellen ohne Zuhilfenahme einer Waage

Rezept zur Herstellung eines Shampoos, mit verschiedenen Varianten, je nach Haartyp

Rohstoffe:

70 ml lauwarmes, vorher abgekochtes Wasser
3 Messl. Sanfteen
30 ml Betain
15 ml Collagentensid P
1–2 Messl. Rewoderm (je nach gewünschter Festigkeit)
3 ml Glycerin
2 Messl. Quat SP
24 Tr. Paraben K
15 Tr. Kalweg

Pflegekomponenten nach Wahl (siehe Auswahl unten)

Auf Wunsch 8–20 Tropfen Parfümöl nach Wahl

Pflegekomponenten je nach Haartyp:
Schuppen-Shampoo

1 Messl. Piricton-Olamin (kommt vorab ins Wasser)
$^1/_2$ Messl. Haarquat P
1 Messl. Plantessenz
1 Messl. D-Panthenol
15 Tr. Vithaar

Normales bis trockenes Haar

$^1/_2$ Messl. Nuratin P
30 Tr. Vithaar
20 Tr. ProVit F
1 Messl. D-Panthenol
1 Messl. Jojobaöl
15 Tr. Seidenproteine

Herstellung: Sanfteen in das lauwarme Wasser direkt ins Becherglas geben und unter Rühren auflösen. Falls Sie sich Pflegekomponenten ausgesucht haben, die vorab ins Wasser kommen, dann arbeiten Sie diese nun auch ein. Alle weiteren Rohstoffe, außer Kalweg, in der angegebenen Reihenfolge nacheinander abmessen und in das Becherglas zum Wasser/Sanfteen-Gemisch geben – nach Zugabe jedes Rohstoffes einmal durchrühren. Nun die Zutaten für Ihren Haartyp in der abgemessenen und in der angegebenen Reihenfolge dazugeben und gut unterrühren.
Erst zum Schluss wird das Kalweg hinzugegeben und die Masse nun nochmals gut miteinander verrührt. Die Haltbarkeit des fertigen Shampoos beträgt ca. 5–6 Monate.

Wasch- und Duschgel für die empfindliche Haut
(ca. 140 ml)

Rohstoffe:

70 ml lauwarmes, vorher abgekochtes Wasser
3 Messl. Sanfteen
35 ml Betain
25 ml Collagentensid P
15 Tr. D-Panthenol
1–2 Messl. Rewoderm (je nach gewünschter Festigkeit)
20 Tr. Kalweg
28 Tr. Paraben K
Auf Wunsch 8-20 Tropfen Parfümöl nach Wahl

Stellen Sie das Wasch- und Duschgel genau wie das Shampoo her.
Die Haltbarkeit des fertigen Produkts beträgt ca. 5–6 Monate.

Erfrischendes Mundwasser-Konzentrat

Rohstoffe:

10 ml Weingeist
10 Tr. ätherisches Öl Teebaumöl
20 Tr. ätherisches Öl Pfefferminz
3 Tr. ätherisches Öl Salbei, spanisch
2 Messl. LV 41
3 Tr. Niemöl-Fluid
10 Tr. Meristem-Extrakt

Herstellung: Arbeiten Sie die ätherischen Öle in den Weingeist ein, dann LV 41 und Niemöl-Fluid dazugeben und alles gut verrühren.

Um die Mischung als Mundwasser zu verwenden, gibt man 2–6 Tropfen in ein Glas lauwarmes Wasser. Das Mundwasser erfrischt nicht nur, sondern pflegt und schützt gleichzeitig das Zahnfleisch. Die Haltbarkeit des fertigen Mundwassers beträgt ca. 3 Monate.

Bodylotion für die empfindliche Haut

Fettphase:

3 Messl. Tegomuls
20 ml Jojobaöl

Fertige Bodylotion (ca. 130 ml):

a) gesamte Fettphase

b) 100 ml Wasser
Zusatz- und Wirkstoffe

c) 20 Tr. Meristem-Extrakt
$^1/_2$ Messl. D-Panthenol 75
$^1/_2$ Messl. Vitamin-E-Acetat
$^1/_2$ Messl. Glycerin
26 Tr. Paraben K
Auf Wunsch 5–10 Tropfen
Parfümöl nach Wahl

Die Fettphase bei niedriger Temperatur einschmelzen, nach dem Schmelzen rühren und das heiße Wasser in die Fettphase geben. Rühren Sie, bis Sie Handwärme erreicht haben, nun die Zusatz- und Wirkstoffe dazugeben und weiter gut verrühren, bis die Creme fast kalt ist. Bei sauberem Arbeiten hat die Bodylotion eine Haltbarkeit von ca. 5–6 Monaten.

Tages- und Nachtcreme, feuchtigkeitsspendend

Fettphase:

6 ml Mandelöl
2 Messl. Emulsan II
3 Tr. Sanddornöl
1 Messl. Sheabutter

Fertige Creme (ca. 35 ml):

a) gesamte Fettphase

b) 25 ml Wasser
Zusatz- und Wirkstoffe

c) 4 Tr. Da Zao
10 Tr. D-Panthenol 75
1 ml Glycerin (vorab in das Wasser geben)
10 Tr. Vitamin-ACE-Fluid
8 Tr. Paraben K
Auf Wunsch 2–5 Tropfen
Parfümöl nach Wahl

Herstellung wie bei der Bodylotion. Die Haltbarkeit beträgt bei sauberem Arbeiten ca. 5–6 Monate.

Reingungsmilch für die empfindliche Haut

Fettphase:

3 Messl. Emulsan II
1 $^1/_2$ Messl. Cetylalkohol
20 ml Mandelöl

Fertige Reinigungsmilch (ca. 100 ml):

a) gesamte Fettphase

b) 80 ml Wasser
2 Tr. Kalweg

Zusatz- und Wirkstoffe:

c) 20 Tr. Meristem-Extrakt
$^1/_2$ Messl. D-Panthenol 75
12 Tr. Paraben K
2 Messl. Betain
Auf Wunsch 3–10 Tropfen
Parfümöl nach Wahl

Fettphase bei niedriger Temperatur einschmelzen, nach dem Einschmelzen das warme abgekochte Wasser mit dem Kalweg dazugeben. Sobald die Reinigungsmilch Handwärme hat, geben Sie die Zusatz- und Wirkstoffe (außer Betain) langsam und unter Rühren hinzu. Betain darf unbedingt erst in die fast kalte Masse langsam eingerührt werden.
Die Haltbarkeit der fertigen Reinigungsmilch beträgt ca. 3 Monate.

Gesichtswasser für die empfindliche Haut
(ca. 100 ml):

Rohstoffe:

10 ml kosmetisches Basiswasser
10 Tr. Paraben K
70 ml kaltes, vorher abgekochtes Wasser
3 ml Glycerin
5 ml Da Zao
3 ml Zi Cao
10 ml Hamameliswasser

Alle Zutaten abmessen und kalt in der angegebenen Reihenfolge miteinander vermischen. Durch das Zi Cao erhält das Gesichtswasser eine frische rosa Farbe und duftet angenehm nach fruchtigen Beeren. Das Gesichtswasser beruhigt und regeneriert gestresste und raue Haut. Schütteln Sie das Gesichtswasser kurz vor jedem Gebrauch.

Die Haltbarkeit des fertigen Gesichtswassers beträgt ca. 3 Monate.

After shave für die empfindliche Haut
(ca. 100 ml)

Rohstoffe:

60 ml kaltes, vorher abgekochtes Wasser
1 Messerspitze Allantoin
20 ml kosmetisches Basiswasser
3 ml Glycerin
1 Messl. LV 41
15 Tr. Meristem-Extrakt
10 Tr. D-Panthenol
Auf Wunsch 8–20 Tropfen Parfümöl nach Wahl (vorab in das kosmetische Basiswasser geben)

Allantoin in das kalte Wasser geben und darin auflösen. Anschließend alle restlichen Rohstoffe in der angegebenen Reihenfolge dazugeben und alles kalt miteinander vermischen.
Sollten Sie zu viel Allantoin in das After shave gegeben haben, so setzt sich dieses später am Boden der Flasche ab, schütteln Sie daher am besten das After shave vor jedem Gebrauch.

Die Haltbarkeit des fertigen After shaves beträgt ca. 3 Monate.

Haarspülung für normales Haar

Rohstoffe:

90 ml lauwarmes, vorher abgekochtes Wasser
1 gestr. Messl. Gelbildner
6 ml Glycerin
2 Messl. Quat SP
1 ml Seidenproteine
1 ml Vithaar
3 Messl. D-Panthenol
5 ml kosmetisches Basiswasser
12 Tr. Paraben K
Auf Wunsch 2–5 Tropfen Parfümöl nach Wahl

Langsam den Gelbildner unter ständigem, kräftigem Rühren in das Wasser einstreuen. Das Ganze schnell glatt rühren, bei einer evtl. Klümpchenbildung die Mischung etwas quellen lassen und nochmals durchrühren.
Anschließend alle übrigen Rohstoffe in der angegebenen Reihenfolge nacheinander abmessen und in das Becherglas geben – nach Zugabe jedes einzelnen Rohstoffes alles kräftig verrühren.
Die Haltbarkeit der fertigen Haarspülung beträgt ca. 3 Monate.
Anwendung der Haarspülung:
Nach dem Schampoonieren geben Sie ja nach Haarlänge 1–2 walnussgroße Portionen in das noch feuchte Haar und verteilen diese gleichmäßig. Nach einer 2–3-minütigen Einwirkzeit, die Haare gründlich ausspülen und wie gewohnt frisieren.

Deoroller, bei empfindlicher Haut
(ca. 50 ml)

Rohstoffe:

50 ml lauwarmes, vorher abgekochtes Wasser
1/4 Messl. Gelbildner (je nach gewünschter Festigkeit – variieren Sie ruhig mal)
1/2 Messl. Odex
5 Tr. Meristem-Extrakt
1/2 Messl. D-Panthenol
15 Tr. Glycerin
12 Tr. Paraben K
3 ml kosmetisches Basiswasser
Auf Wunsch 5–8 Tropfen Parfümöl nach Wahl

Langsam den Gelbildner unter ständigem, kräftigem Rühren in das Wasser einstreuen. Das Ganze schnell glatt rühren, bei evtl. Klümpchenbildung die Mischung etwas quellen lassen und nochmals durchrühren.
Anschließend alle übrigen Rohstoffe in der angegebenen Reihenfolge nacheinander abmessen und in das Becherglas geben – nach Zugabe jedes einzelnen Rohstoffes alles kräftig verrühren.

Feuchtigkeitsspendende Handcreme

Fettphase:

6 ml Jojobaöl (mit der Tropfpipette abmessen)
$1\,^1/_2$ Messl. Emulsan II
$^1/_4$ Messl. Cetylalkohol
1 Messl. Shea-Butter

Fertige Handcreme (ca. 30 ml):

a) gesamte Fettphase

b) 25 ml Wasser

c) Zusatz- und Wirkstoffe
5 Tr. Meristem-Extrakt
$^1/_2$ Messl. D-Panthenol 75
1 Messl. Glycerin (vorab in die Wasserphase geben)
$^1/_2$ Messl. Vitamin-E-Acetat
6 Tr. Paraben K
Auf Wunsch 2–5 Tropfen Parfümöl nach Wahl

Die Fettphase bei niedriger Temperatur einschmelzen. Das heiße Wasser dazugeben. Rühren Sie, bis Sie Handwärme erreicht haben, nun die Zusatz- und Wirkstoffe dazugeben und weiter gut verrühren, bis die Creme fast kalt ist.
Bei sauberem Arbeiten hat die Handcreme eine Haltbarkeit von ca. 5–6 Monaten.

Regenerationsmaske
(50 ml)

Rohstoffe:

50 ml lauwarmes, vorher abgekochtes Wasser
$^1/_2$ Messl. Gelbildner
1 Messl. LV 41
$^1/_2$ Messl. Vitamin-E-Acetat
$^1/_2$ Messl. Vitamin-ACE-Fluid
$^1/_2$ Messl. Da Zao
1 Messl. D-Panthenol
20 Tr. Seidenproteine
20 Tr. Glycerin
14 Tr. Paraben K

Rühren Sie langsam den Gelbildner unter ständigem, kräftigem Rühren in das Wasser ein. Das Ganze anschließend schnell glatt rühren, bei evtl. Klümpchenbildung die Mischung etwas quellen lassen und nochmals durchrühren. Dann alle restlichen Rohstoffe in der angegebenen Reihenfolge nacheinander abmessen und in das Becherglas geben – nach Zugabe jedes einzelnen Rohstoffes alles kräftig verrühren.

Anwendung der Regenerationsmaske:
Nach dem Reinigen der Haut wird die Maske dünn, aber deckend auf die trockene Haut gegeben (Augenpartie großzügig aussparen). Die Maske sollte ca. 5–10 Minuten auf der Haut verbleiben. Nach dieser Einwirkzeit nehmen Sie die überschüssige Maske mit einem Tuch von der Haut ab und reinigen danach die Haut wie gewohnt. Nach der Anwendung der Regenerationsmaske tragen Sie Ihre Creme auf.

Reinigungspräparate

Reinigungsmilch mit Sanfteen
Eine besonders milde Gesichtsreinigung

Fettphase:

22 g Emulsan II
80 ml Sonnenblumen- oder Sojaöl
5 g Sanfteen

Fertige Milch (80 ml):

a) 20 g Fettphase

b) 60 ml dest. Wasser
4 Tr. Parfüm oder äth. Salbeiöl
8 Tr. Paraben K

Ca. 80 °C heißes Wasser auf die ca. 70 °C warme Fettphase gießen. Kräftig rühren, abkühlen lassen auf 30 °C, dann Parfüm und Paraben zugeben.
Die Milch auf einen Wattebausch geben und Gesicht und Hals gründlich abreiben. Anschließend mit Gesichtswasser nachbehandeln.

Waschcreme für empfindliche Haut

Fettphase:

22 g Emulsan II
5 g Cetylalkohol
70 ml Sojaöl

Fertige Waschcreme (40 ml):

a) 20 g Fettphase

b) 10 ml dest. Wasser
10 ml Glycintensid HT

c) evtl. 0,4–0,8 g Odex
evtl. 8 Tr. Meristem-Extrakt
evtl. 2 Tr. Parfüm

Fettphase und Wasser erhitzen und das 80 °C heiße Glycintensidgemisch dazugeben, gut verrühren. Bei 30 °C Meristem-Extrakt und Parfüm zugeben. Die Waschcreme hält sich ohne Konservierung ca. 4 Wochen. Wird die Creme auch zum Körper waschen verwendet, können Sie den Deowirkstoff Odex zufügen. Die Creme wird großzügig aufgetragen und mit Wasser abgespült.

Adstringierendes Gesichtswasser für fettige, unreine Haut

12 ml kosmetisches Haarwasser D 95 %
2 ml Zi Cao
30 Tr. Meristem-Extrakt
1 Messl. (3 g) D-Panthenol 75
1/4 Messl. Allantoin
80 ml dest. Wasser

Wasser aufkochen und abkühlen lassen. Allantoinpulver darin lösen. Wirkstoffe und Alkohol (kosmetisches Haarwasser enthält 95 % Alkohol) zugeben und alles gut verrühren. Dieses Gesichtswasser strafft die Haut.

Aloe-vera-Gesichtswasser für trockene Haut

80 ml dest. Wasser
1 kleine Msp. Allantoin
1 Messl. D-Panthenol
1 Messl. Aloe vera 10-fach
9 Tr. Paraben K
1 Messl. LV 41

Das Wasser aufkochen und abkühlen lassen. Allantoin und LV 41 darin lösen, weitere Wirkstoffe und Konservierung zugeben.

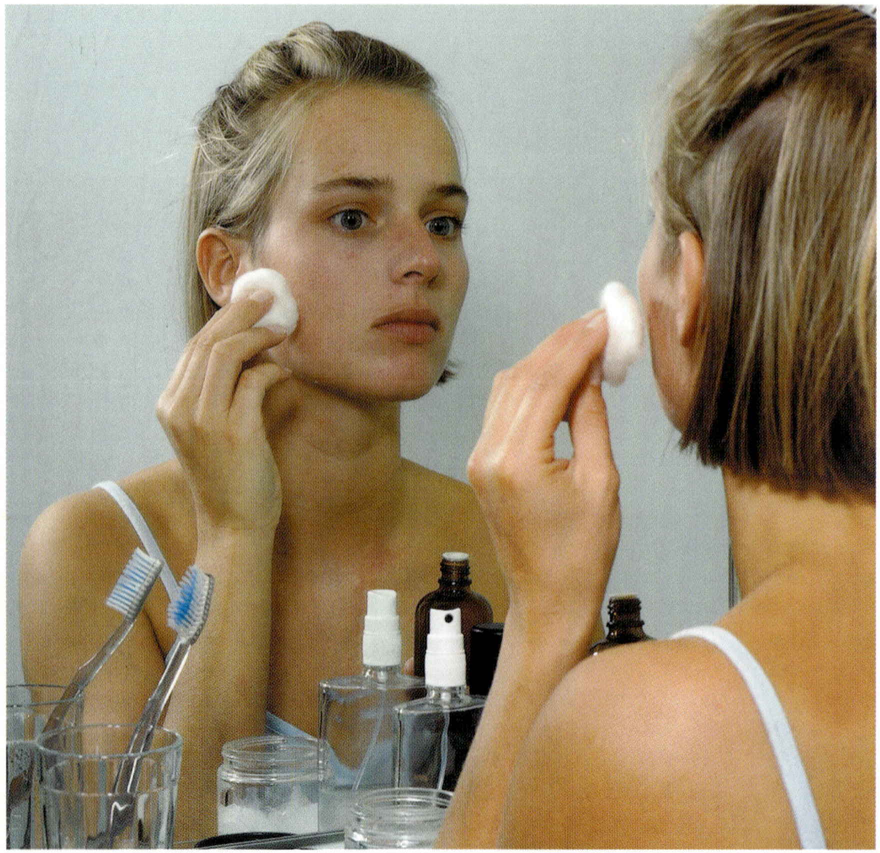

Abb. 38: Zu einer intensiven Hautpflege gehört auch ein gutes Gesichtswasser.

Peelings

Peelingcreme mit Aloe vera
Für unreine Haut

Fettphase:

22 g Emulsan II
70 ml Sonnenblumenöl

Fertige Creme (40–50 ml):

a) 10 g Fettphase
b) 30 ml dest. Wasser
1 Msp. Allantoin
3–4 Messl. Peeling-Granulat
c) 1 Messl. Aloe vera 10-fach-Konzentrat
8 Tr. Meristem-Extrakt
$^1/_2$ Messl. D-Panthenol 75
3 Tr. Parfüm
5 Tr. Paraben K

Allantoin in 80 °C heißem Wasser lösen, auf die warme (ca. 70 °C) Fettphase gießen und gut verrühren. Peeling-Granulat zugeben, wieder verrühren. Abkühlen lassen und bei 30 °C die Wirkstoffe c) unterrühren.

Ölfreies Peeling-Gel

a) 5 ml kosmetisches Haarwasser D 95 %
1 Messl. Gelbildner
b) 90 ml dest. Wasser
c) 18 Tr. Meristem-Extrakt
5–6 Messl. Peeling-Granulat
5 Tr. Parfüm
20 Tr. Paraben K

Den Gelbildner im kosmetischen Haarwasser und Paraben K verrühren. Phase b) vermischen, dann erst a) und b) zusammengießen und verrühren. Wir haben hier den synthetischen Gelbildner gewählt, weil er – durch den Salzgehalt der Haut – beim Auftragen dünnflüssig wird und dadurch das Peeling-Granulat auf der Haut intensiver rubbeln kann.

Heilerde-Gel

a) 5 ml kosmetisches Haarwasser D 95 %
$1^1/_2$ Messl. Gelbildner
b) 80 ml dest. Wasser oder Tee
c) 18 Tr. Meristem-Extrakt
10–12 Messl. Heilerde, grob
1 Messl. D-Panthenol 75
5 Tr. Parfüm
10 Tr. Paraben K

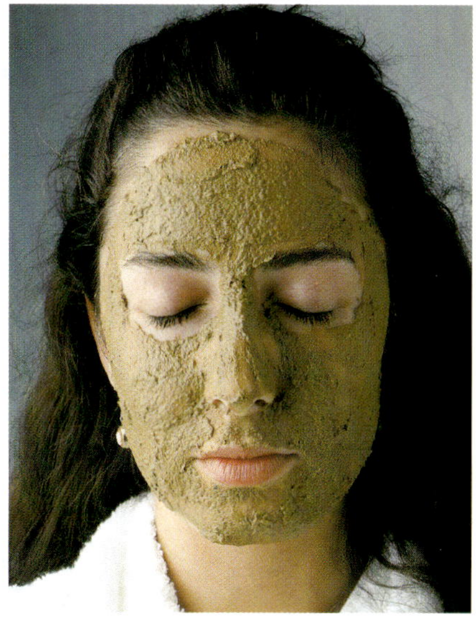

Abb. 39: Das Heilerde-Gel muss 10–20 Minuten auf der Haut wirken.

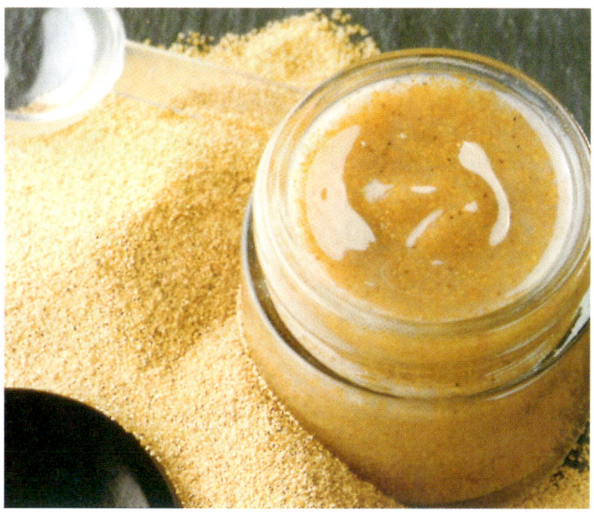

Abb. 40: Für eine Peelingcreme können Sie Mandelkern-Olivenstein-Granulat, Jojobagranulat, Mandelkleie oder Seesand verwenden.

Den Gelbildner mit dem Alkohol vermischen, die Zutaten der Phase b) untereinander verrühren, dann a) und b) zusammengeben und alles gut vermischen.
Heilerde hat u. a. einen adstringierenden Effekt und wird bei fettiger, aber auch unreiner Haut angewendet.
Das Gel wird mit massierenden Bewegungen aufgetragen. Es hat einen sehr geringen Peelingeffekt, den man eigentlich kaum so nennen kann. Lassen Sie es wie eine Packung 10–20 Minuten auf der Haut, und waschen Sie es dann ab.

Deo-Produkte

Deo-Roll-on

1 Messl. Odex
40 ml kosmetisches Haarwasser D 95%
1/2 Messl. Xanthan oder Gelbildner
60 ml dest. Wasser

Das Odex im kosmetischen Haarwasser lösen und Xanthan darin gleichmäßig verteilen. Dann erst Wasser dazugeben und gut verrühren. Es entsteht eine trübe, dickflüssige Lösung, die in eine Roll-on-Flasche abgefüllt wird.
Auf Parfümierung muss hier verzichtet werden, weil das Odex die Duftstoffe neutralisieren würde. Roll-on-Stifte erhalten Sie in Läden, die Hobbythekprodukte führen.

Deo-Creme für empfindliche Haut

Für alle, die kein Deodorant mit Alkohol mögen, hier eine besonders sanfte Deo-Creme:

Fettphase:

25 g Tegomuls
15 g Kakaobutter
10 g Cetylalkohol
50 ml Erdnussöl
10 ml Odex

Fertige Creme (40 ml):

10 g Fettphase
30 ml dest. Wasser
4 Tr. Paraben K

Die Fettphase wird geschmolzen (ca. 70 °C) und mit heißem Wasser (ca. 80 °C) übergossen. Kräftig gerührt, zum Schluss bei Handwärme (30 °C) konservieren. Parfümierung weglassen, weil Odex die Duftstoffe ebenso binden würde wie die unangenehmen Gerüche.

Einfache Deo-Lösung ohne Alkohol

100 ml dest. Wasser
1 Messl. Odex
verrühren.

Diese Mischung wird milchig trüb, Odex setzt sich unten immer wieder ab. Wenn Sie vor Gebrauch aber jedesmal schütteln, ist das kein Problem. Der Vorteil ist die bessere Verträglichkeit für alle, die der Alkohol auf der Haut stört.

Die Mischung sollte nach ca. 2 Wochen verbraucht sein, weil sie keine Konservierung enthält. Wenn Sie konservieren möchten, kochen Sie zunächst das Wasser mit 10 Tr. Paraben K auf, lassen es abkühlen und geben dann Odex zu. Diese Mischung ist längere Zeit haltbar. Sogar Haustiere können mit dieser Deo-Mischung von lästigen Gerüchen befreit werden, aber bitte nicht in die Augen sprühen.

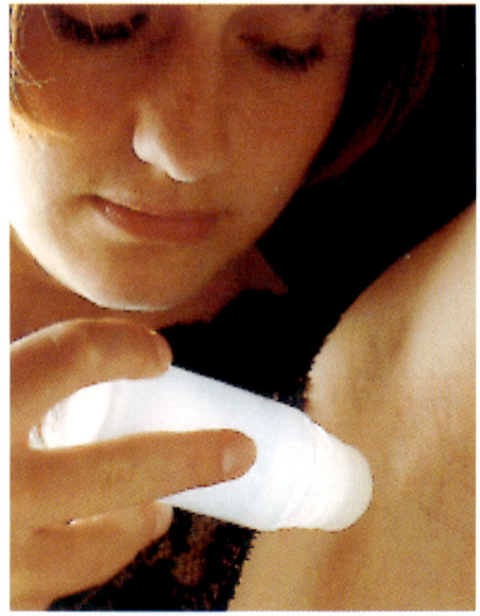

Abb. 41: Unser neuer Wirkstoff Odex macht unsere Deo-Produkte besonders hautfreundlich.

Spezielle Rezepte

Augenfaltencreme

Fettphase:

17 g Emulsan II
5 g Fluidlecithin Cm
2 g Walratersatz
65 ml Jojobaöl

Fertige Creme (ca. 30 ml):

a) 10 g Fettphase

b) 15 ml dest. Wasser

c) 30 Tr. Vitamin-ACE-Fluid
1 Msp. Hyaluronsäure
3 Tr. Paraben K
$^1/_4$ Messl. Vitamin-E-Acetat

Die Fettphase bei niedriger Temperatur langsam schmelzen (ca. 70 °C) und ca. 80 °C heißes Wasser dazugießen. Dann kräftig verrühren, damit sich die Emulsion bildet. Zum Abkühlen stehen lassen, eventuell zwischendurch nochmals umrühren. Bei Handwärme (30 °C), die Wirkstoffe c) nacheinander unterrühren. Die Hyaluronsäure zunächst im Messlöffel mit 1–2 ml dest. Wasser verrühren.

Lippenpflegecreme

Diese Creme enthält sowohl fettlösliche wie auch wasserlösliche Wirkstoffe, die man in einem Pflegestift nicht einbauen kann.

Fettphase:

12 g Emulsan II
5 g Sheabutter
1 g Fluidlecitin Super
30 ml Avocadoöl

Fertige Creme (20 ml):

a) 10 g Fettphase

b) 10 ml dest. Wasser

c) $^1/_3$ Messl. D-Panthenol 75
4 Tr. Bisabolol
$^1/_4$ Messl. Vitamin-E-Acetat
2 Tr. Paraben K

Die Fettphase bei niedriger Temperatur langsam schmelzen (70 °C) und kochendes Wasser dazugießen. Dann kräftig verrühren, damit sich die Emulsion bildet. Zum Abkühlen stehen lassen, eventuell zwischendurch nochmals umrühren. Bei Handwärme (30 °C) die Wirkstoffe c) nacheinander unterrühren.

Handcreme gegen trockene, rissige Hände

Fettphase:

22 g Emulsan II
5 g Bienenwachs od. Walratersatz
2 g Fluidlecithin Super
60 ml Sojaöl

Fertige Creme (ca. 40 ml):

a) 20 g Fettphase

b) 20 ml dest. Wasser

c) $^1/_3$ Messl. D-Panthenol 75
2–3 Tr. Parfüm
4–5 Tr. Paraben K
$^1/_2$ Messl. Vitamin-E-Acetat

Die Fettphase bei niedriger Temperatur langsam schmelzen und ca. 80 °C heißes Wasser dazugießen. Dann kräftig rühren, damit sich die Emulsion bildet. Zum Abkühlen stehen lassen, eventuell zwischendurch nochmals umrühren. Bei Handwärme (30 °C) die Wirkstoffe c) nacheinander unterrühren.

Nagelpflege

Der ideale Wirkstoff, um Fingernägeln mehr Elastizität zu verleihen, scheint das D-Panthenol zu sein. Wir haben es selbst ausprobiert und können es sehr empfehlen.

30 ml dest. Wasser
1 Messl. (2,5 g) Vitamin E
$^1/_3$ Messl. (1 g) D-Panthenol 75
6 Tr. Colagentensid P
2 Messl. (5 g) kosmetisches Haarwasser D 95 % oder
4 Tr. Paraben K
1 Messl. LV 41

Alle Zutaten einfach verrühren. Die Lösung am besten mit einem Pinsel oder mit Watte auftragen, auch auf die Unterseite der Fingernägel. Einmal pro Woche oder häufiger wiederholen. Diese Behandlung ist auch für spröde, brüchige Fußnägel geeignet. Nagelpflegemittel immer vor Gebrauch schütteln.

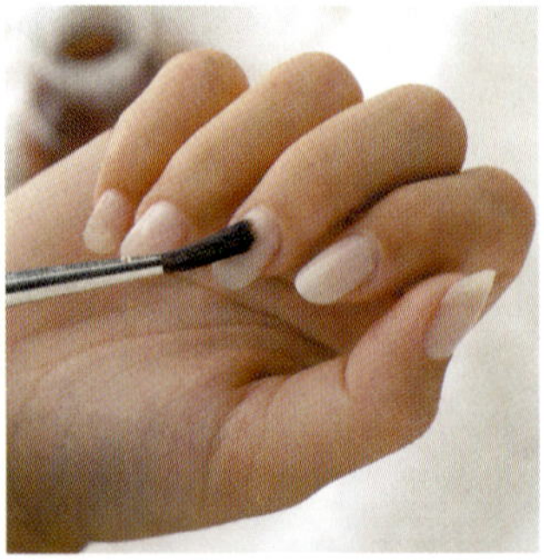

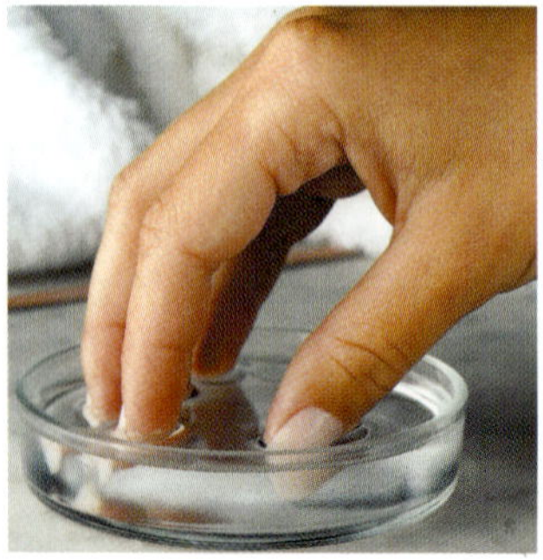

Abb. 42: D-Panthenol ist der ideale Wirkstoff für brüchige Fingernägel. Sie können das Nagelpflegemittel entweder direkt auf die Nägel auftragen oder einfach Ihre Fingerspitzen darin baden.

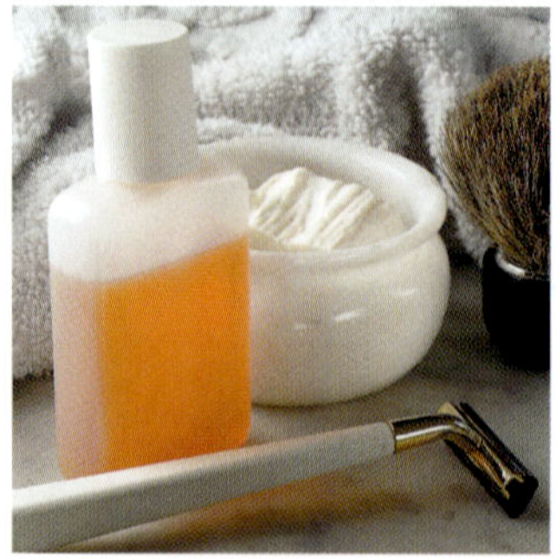

Abb. 43: After shave

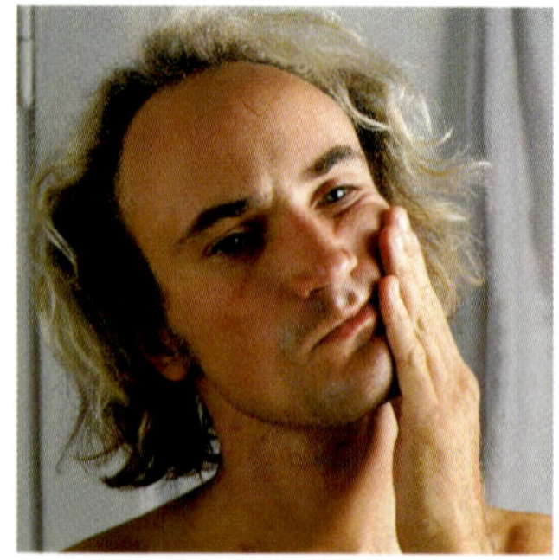

Abb. 44: Ein sanfter After-shave-Balsam beruhigt und pflegt die Haut nach der Rasur.

Ein anderes wirksames Mittel ist, die Fingerspitzen ca. 3–5 Minuten in eine 1%ige D-Panthenol-Lösung zu tauchen. Dazu benötigen Sie:

100 ml Wasser
$^{1}/_{3}$ Messl. D-Panthenol 75

After shave

$^{1}/_{3}$ Messl. Allantoin
80 ml dest. Wasser
1 Messl. (3 g) D-Panthenol 75
30 Tr. Meristem-Extrakt
1 Messl. Aloe vera 10-fach
evtl. 15 ml kosmetisches Haarwasser D 95 % oder
10 Tr. Paraben K
5–8 Tr. Parfüm
1 Messl. LV 41

Das After shave hat einen niedrigen pH-Wert von ca. 5, um die Wirkung der leicht alkalischen Rasierseife auszugleichen. Alle Zutaten werden kalt vermischt.

After-shave-Balsam

Fettphase:

22 g Emulsan II
2 g Fluidlecithin Super
70 ml Avocadoöl

Fertige Creme (55 ml):

a) 15 g Fettphase

b) 40 ml dest. Wasser
1 Msp. Allantoin

c) 10 Tr. Meristem-Extrakt
$^{1}/_{2}$ Messl. D-Panthenol 75
$^{1}/_{2}$ Messl. Aloe vera 10-fach
3 Tr. Parfüm
6 Tr. Paraben K
2 ml Glycerin

Allantoin im heißen Wasser lösen, auf die warme Fettphase gießen und verrühren. Bei ca. 30 °C die Wirkstoffe unterrühren. Der After-shave-Balsam hat einen niedrigen pH-Wert von ca. 5, um die Wirkung der leicht alkalischen Rasierseife auszugleichen.

Babycreme I

Der richtige Schutz für Babys Po. Für den täglichen Gebrauch kann die Creme ohne Wirkstoffe angerührt werden. Bei Bedarf geben Sie D-Panthenol und evtl. Bisabolol dazu (zum Beispiel bei Windeldermatitis, *vgl. Seite 22*).

Fettphase:

22 g Emulsan II
5 g Bienenwachs
3 g Fluilecithin Cm
60 ml Sonnenblumen- oder Sojaöl

Fertige Creme (60 ml):

a) 30 g Fettphase
30 ml dest. Wasser

b) evtl. $^{1}/_{2}$ Messl. D-Panthenol 75
evtl. 5 Tr. Bisabolol
evtl. 5 Tr. Da Zao

Fettphase im feuerfesten Becherglas auf ca. 70 °C erhitzen. Wasser dazugeben und dann alles kräftig verrühren. Abkühlen lassen, bei ca. 30 °C die Wirkstoffe c) zugeben. Ohne Konservierung ist diese Creme ca. 1 Woche im Kühlschrank haltbar.

Babycreme II

Diese Creme enthält keine Wirkstoffe, bei Bedarf kann Meristem-Extrakt zugefügt werden, *vgl. Seite 25.*
Diese Emulsion ist nicht ganz so einfach anzurühren wie die vorhergehende.

Fettphase:

9 g Emulsan II
10 g Ceralan
10 g Walratersatz
70 ml Sonnenblumen- o. Mandelöl

Fertige Creme (40 ml):

a) 20 g Fettphase

b) 20 ml dest. Wasser
evtl. 7 Tr. Meristem-Extrakt

Fettphase und destilliertes Wasser getrennt in feuerfesten Bechergläsern erhitzen (ca. 70 °C), der Meristem-Extrakt kann ebenfalls mit erhitzt werden. Dann das Wasser auf das Fett gießen und kräftig verrühren. Ohne Konservierung ist diese Creme 1 Woche im Kühlschrank haltbar. Diese Creme wird besonders dick und geschmeidig.

Baby-Ölgel

a) 100 ml Sonnenblumenöl
3 g Ceralan

b) evtl. 10–20 Tr. Bisabolol
6 Tr. Antiranz

Öl und Ceralan werden im feuerfesten Becherglas langsam geschmolzen. Dann vom Feuer nehmen, auf ca. 40 °C abkühlen lassen, evtl. Bisabolol und Antiranz unterrühren. Das Ölgel ist ohne Konservierung lange Zeit haltbar, weil es kein Wasser enthält.
Käufliches Babyöl enthält meist reines Paraffinöl. Versuchen Sie es doch mal mit Pflanzenöl, statt Ceralan kann auch Bienenwachs verwendet werden. Es entsteht ein leichtes, gut verteilbares Ölgel.
Näheres zu Bisabolol, dem Hauptwirkstoff der Kamille, *vgl. Seite 22.*

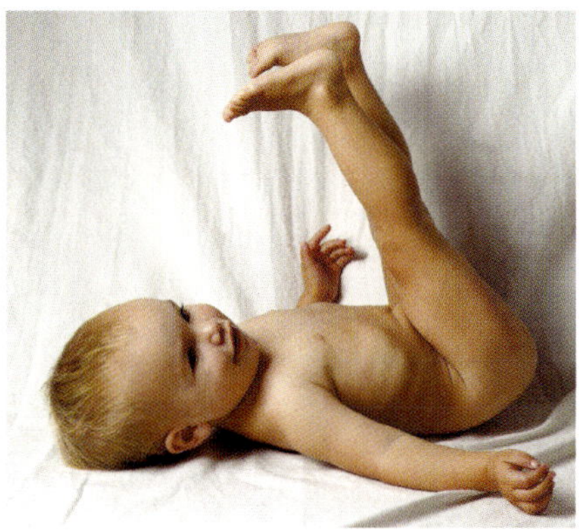

Abb. 45: Zarte Babyhaut sollte täglich mit einer sanften Creme verwöhnt werden.

Bräunen ohne Sonne

Dihydroxyaceton (DHA) heißt die Substanz, die eine Färbung der Oberhaut bewirkt. DHA kommt sogar in kleinen Mengen im menschlichen Organismus selbst vor. Die Substanz entsteht beim Stoffwechsel der Kohlenhydrate. Das Braunwerden der Zähne ist u. a. darauf zurückzuführen.
DHA ist ein Kohlenhydrat, das mit den Zuckern verwandt ist. Hergestellt wird es aus Glycerin, und es hat auch damit eine gewisse Ähnlichkeit. Es ist allerdings nicht flüssig wie Glycerin, sondern es kristallisiert zu größeren Molekülverbänden und sieht dann wie feuchter Zucker aus (Chemiker sprechen vom dimeren Zustand). Im monomerem Zustand wirkt der Stoff bräunend. Wenn DHA frisch ist und kühl gelagert wurde, dann entsteht dieser monomere Zustand, sobald es mit Wasser in Berührung kommt. Bei älterem DHA wird der Übergang vom dimeren in den monomeren Zustand verzögert; dann funktioniert es eigentlich nur noch im warmen Wasser. Deshalb muss DHA gut verschlossen im Kühlschrank aufbewahrt werden. DHA färbt die Haut durch Reaktion mit den Keratinzellen der oberen Hautschicht (Oberhaut). Es bildet sich ein dem Bräunungspigment Melanin ähnlicher Stoff; ein so genanntes Melanoid. Durch Waschen mit Wasser und Seife ist die Tönung nicht zu beseitigen. DHA verleiht der Haut bereits nach 3–4 Stunden reichlich Bräune, diese hält zwar nur 2–4 Tage, aber Sie können sie zwischendurch ja immer wieder auffrischen.

Allerdings müssen Sie die Creme auf der Haut sehr gleichmäßig verteilen, damit diese nicht streifig wird. Anschließend sofort die Hände waschen, damit die Handinnenflächen nicht braun werden. Hornhaut färbt sich nämlich viel stärker als normale Haut. Besonders im Gesicht kommt es auf gleichmäßige Verteilung an. Seien Sie besonders aufmerksam am Haaransatz. Das gilt auch für Bartträger; denn gerade bei den Herren der Schöpfung scheint diese Art der Bräunung aus der Tube sehr beliebt zu sein, die allemal gesünder ist als zu viel Sonne.
Bei Hautunebenheiten wie Narben kann es zu dunkleren Verfärbungen kommen, das müssen Sie einfach ausprobieren. Normalerweise erhält man aber eine sehr gleichmäßige, schöne Bräune.

Selbstbräunungscreme für trockene Haut

Fettphase:

22 g Emulsan II
5 g Fluidlecithin Super
70 ml Avocadoöl

Fertige Creme:

a) 40 g Fettphase
b) 70 ml dest. Wasser
$^{1}/_{4}$ Messl. (0,3 g) Allantoin
c) 20 ml dest. Wasser
6 g Dihydroxyaceton (DHA)
d) 13 Topfen Paraben K
evtl. Parfümierung

Allantoin in 80 °C heißem Wasser auflösen und auf die 70 °C heiße Fettphase gießen, gut verrühren und abkühlen lassen. Dihydroxyaceton in kaltem Wasser auflösen und unter die abgekühlte Creme mischen.
Die frisch angerührte Creme bräunt sehr intensiv, im Laufe von mehreren Wochen lässt die Bräunungsfähigkeit etwas nach.
In eine Creme mit DHA dürfen keine Eiweißstoffe (Proteine) gemischt werden, weil sonst die Wirkung verloren geht. Also bitte kein Elastin usw. verwenden. Den selbstbräunenden Wirkstoff können Sie auch in andere Hautpflegecreme-Rezepte einrühren: Für 30 g fertige Creme brauchen Sie 1,5 g DHA, das in 5 g kaltem destilliertem Wasser aufgelöst wird. Sie werden zum Schluss bei etwa 30 °C in die Creme gerührt. Berücksichtigen Sie aber bei der Menge der Wasserphase die 5 g, mit denen Sie das DHA angerührt haben.

Selbstbräunungscreme für normale bis fettige Haut

Diese Creme ist sehr leicht und lässt sich problemlos am ganzen Körper verteilen.

Fettphase:

22 g Emulsan II
70 ml Erdnussöl

Fertige Creme:

a) 40 g Fettphase
b) 70 ml dest. Wasser
$^{1}/_{4}$ Messl. Allantoin
c) 30 ml dest. Wasser
8 g Dihydroxyaceton (DHA)
d) 20 ml kosmetisches Haarwasser
D 95 %
5 Tr. Parfüm

Allantoin in heißem Wasser auflösen, auf die heiße Fettphase (ca. 70 °C) gießen und verrühren. Dihydroxyaceton im kalten destillierten Wasser lösen und unter die abgekühlte Creme rühren, dann Alkohol und Parfüm zugeben. Wer keinen Alkohol mag, gibt einfach mehr Wasser hinzu und konserviert dann mit 17 Tropfen Paraben K.

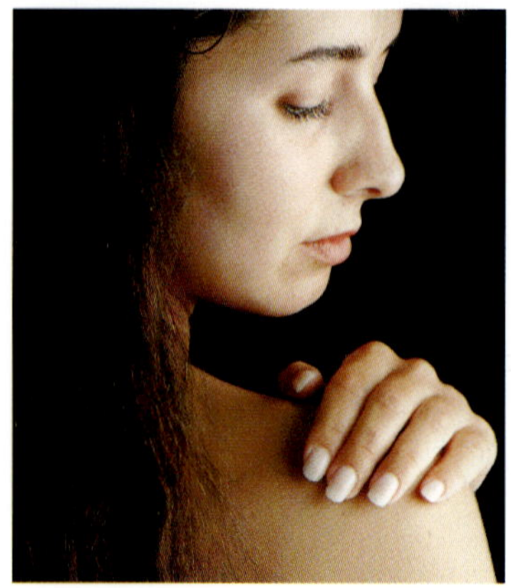

Abb. 46: Achten Sie bei einer Selbstbräunungscreme darauf, dass Sie gleichmäßig verteilen, damit die Bräune nicht streifig wird.

Aromamassagen

Mehr als wir uns vorstellen können, wird unser Leben von unserem Geruchssinn, vereinfacht ausgedrückt unserer Nase, gesteuert.
Mit unserer Nase können wir uns an schönen Dingen erfreuen, z. B. am Duft eines schönen Blumenstraußes oder am Aroma eines frisch gebackenen Kuchens. Wir können uns an Menschen erinnern, wenn wir ihr lang vergessenes Parfüm plötzlich wieder wahrnehmen. Oftmals verknüpfen wir mit Düften automatisch Erinnerungen und Gefühle, z. B. ist Apfel-Zimt für viele Menschen der Duft, der für Weihnachten und Kindheit steht. Aber mit unserer Nase können wir mehr als uns nur an schönen Düften berauschen, wir können Gefahr riechen, z. B. Feuer oder Gas, und bewusst, oder auch unbewusst, unsere Stimmungen mit bestimmten Düften beeinflussen. Dies machen sich mittlerweile Werbestrategen, aber auch Kaufhäuser und Supermärkte zunutze. Hier werden gezielt Düfte gewählt, die positiv stimmen oder Gefühle wie Hunger oder Sehnsucht stimulieren, auf jeden Fall aber unterschwellig Emotionen wecken sollen, um den Umsatz zu fördern. Natürlich kann man auch im positiven Sinn Emotionen wecken, ein Beispiel dafür ist die mittlerweile sehr verbreitete Aromatherapie, siehe „Neue Aromatherapie" und „Praxis der Neuen Aromatherapie" von Kurt Schnaubelt, herausgegeben von Jean Pütz.

Und wie funktioniert das mit dem Riechen nun?

Der gesamte Riechvorgang ist immer noch nicht ausreichend erforscht. Zur Zeit stellen wir uns, vereinfacht dargestellt, den Riechvorgang folgendermaßen vor:
Wenn Sie z. B. ein ätherisches Öl in einem Raum verdunsten, gelangen die Duftmoleküle über die Atemluft in die Nase. Hier befindet sich eine große Anzahl von Rezeptoren (Empfängern), jeder passend für ein bestimmtes Duftmolekül. Trifft ein Molekül auf seinen Rezeptor, löst es eine chemische Reaktion aus, als deren Resultat elektrische Impulse ins Hirn geleitet werden. Hier wird zum Beispiel entschieden, ob wir Sympathie oder Antipathie empfinden oder ob wir den Duft kennen und dazu Bilder oder Stimmungen „gespeichert" haben. In jedem Fall reagieren wir umgehend auf den jeweiligen Duft, bewusst oder unbewusst. Ausführliche Informationen zum Thema Riechen finden Sie in unserem Hobbythekbuch „Betörende Parfüms und heilende Düfte".

Von der Nase nun zu einem weiteren unentbehrlichen Part der Aromamassage.

Die Haut … ist die Grenze zwischen mir und der Umwelt.

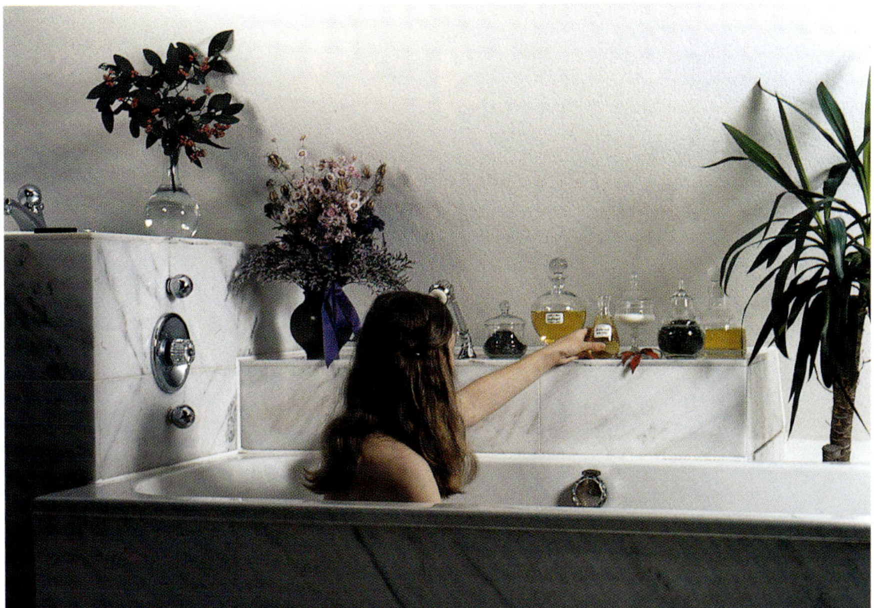

Abb. 47: Badespaß mit duftenden Ölen.

Massagen spielten in jeder Epoche und in jeder Gesellschaftsform eine große Rolle. Massagen bedeuten Körperkontakt und Zuwendung.
Wenn der Körper berührt wird schüttet er das Hormon Orxitoxin aus, in diesem Augenblick fühlen wir uns glücklich und geborgen. Kombiniert mit den richtigen ätherischen Ölen können wir unsere momentane Stimmung verbessern und unseren Körper wieder intensiver wahrnehmen und spüren. Aromamassagen sind Balsam für Körper und Seele.
Massieren mit den richtigen Ölen hat neben der Entspannung natürlich noch etwas zu bieten; die Haut wird gepflegt und der Stoffwechsel gefördert.
Vielen Menschen hilft die persönliche, körperliche Zuwendung über trübe Stimmungen hinweg, gerade in einer Zeit, in der viele Menschen sich körperlich immer weiter voneinander entfernen oder durch Stress verspannt sind, sollten Aromamassagen einen größeren Stellenwert einnehmen.

Massageregeln

Es gibt einige einfache grundlegende Regeln, die bei einer Massage beachtet werden sollten, um daraus ein lustvolles Erlebnis zu machen: Die Raumtemperatur sollte immer ausreichend sein, die zu massierende Person darf nicht auskühlen oder gar frieren. Körperstellen, die gerade nicht massiert werden, deckt man am besten mit Badetüchern ab.
Bei Entspannungsmassagen achten Sie auf die richtige Umgebung und Stimmung, es empfiehlt sich, die passende Entspannungsmusik auszuwählen und Kerzen anzuzünden. In jedem Fall empfiehlt sich gedämpftes Licht.
Wählen Sie immer nur einen Duft – oder ein Massageöl – aus, das beiden Personen gefällt. Es nützt Ihnen nichts, wenn Sie ein Öl mit einer guten Wirkung haben, Ihnen der Duft aber absolut missfällt.
Bei schweren Erkrankungen, Entzündungen, verwundeter Haut sowie Krampfadern sollte nicht massiert werden, da hier unerwünschte Verschlimmerungen auftreten können. Hier empfehlen sich besser Umschläge oder Wickel mit vorher abzuwägenden ätherischen Ölen. Halten Sie immer den Körperkontakt aufrecht, bei Unterbrechungen des Kontakts wird die gelöste entspannte Stimmung gleich wieder unterbrochen.
Verwenden Sie immer warmes Öl, wenn es zu kalt ist, reiben Sie es in Ihren Händen, bis es Körpertemperatur erreicht hat, erst dann massieren.
Nach dem Massieren sollte der Partner 15 Minuten zugedeckt ruhen, um den Kreislauf zu stabilisieren.
Stellen Sie immer ein großes Glas stilles Wasser oder Tee bereit, das vor der Massage getrunken werden sollte. Hierdurch wird der Entgiftungsprozess während der Massage gefördert.

Massagetechniken

In der heutigen Aromamassage wird nicht mehr geklopft, gehackt oder gekniffen. Vielmehr wird gestreichelt, sanft gedrückt und in Kreisen die Haut

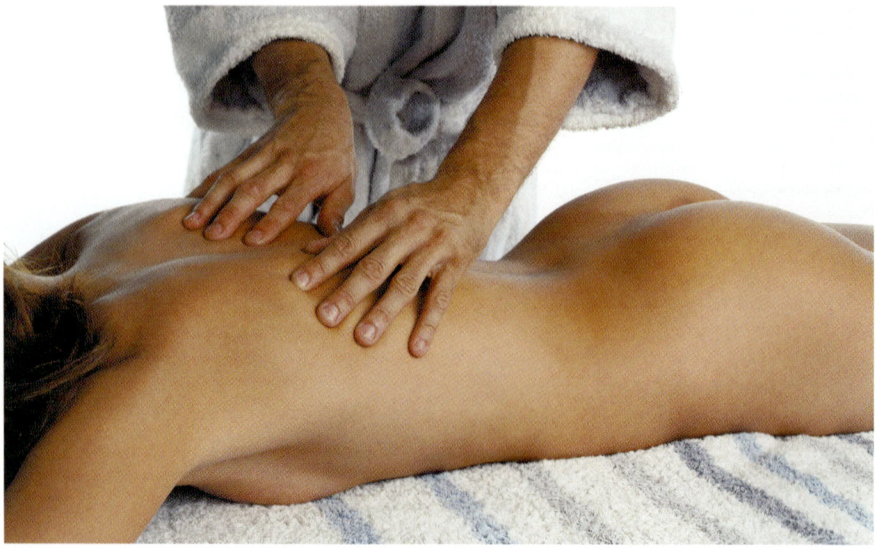

Abb. 48: Ätherische Öle eignen sich besonders gut zum Einsatz in Massageölen.

ausgestrichen. Aromamassagen sollen entspannen und verführen, sie sollen die Sinne inspirieren und das Gefühl für den eigenen Körper wieder herstellen. Kräftige Massagen gehören in die Hand von ausgebildeten Masseuren und sollten nicht von Laien durchgeführt werden. Die folgenden Techniken passen ohnehin besser zu unseren sanften und verführerischen Düften.

Kreisen
Für Kopf, Hände, Füße und Dekolleté

Beide Hände werden auf die zu massierende Stelle aufgelegt. Nun fangen Sie mit den Daumen oder den Fingerspitzen langsam an, von innen nach außen immer größere Kreise zu ziehen. Das Kreisen sollte mehrfach wiederholt werden.

Drücken
Für Kopf, Hände, Füße und Dekolleté sowie generell bei Verspannungen

Beide Hände werden auf die zu massierende Stelle aufgelegt. Ohne Kraftaufwand, sondern nur mit der Energie des Körpergewichts, wird die Haut nun immer wieder sanft gedrückt. Hierbei sollte auch die umliegende Haut sanft mitmassiert werden, um Verspannungen zu lösen.

Kneten
Für erschlaffte oder verspannte Muskelpartien

Fassen Sie die zu behandelnde Muskelpartie fest mit beiden Händen. Fangen Sie nun an, die Haut und die Muskelpartie sanft zu heben und zu kneten. Ähnlich, als ob Sie einen Teig kneten würden. Kneten Sie sanft, um das Gewebe der Haut nicht zu schädigen.

Streichen
Gegen Stress und zur Beruhigung der Seele sowie zur Aktivierung der Lymphflüssigkeit

Verteilen Sie das Öl in Ihren Händen und streichen Sie langsam, mit leichtem Druck, über den gesamten Körper von den Füßen in Richtung Herz hinauf. Verfahren Sie anschließend umgekehrt, um die Flüssigkeiten des Körpers gleichmäßig zu verteilen. Das Streicheln des Körpers kann bis zu 5-mal wiederholt werden.

Nach der Massage-Theorie möchten wir Ihnen nun die einzelnen Öle kurz vorstellen, ausführliche Informationen finden Sie auch in unseren Hobbythekbüchern „Gesundheit mit Kräutern und Essenzen" und „Mit der Hobbythek gesund durchs Jahr".

Fette Pflanzenöle
(Basisöle für die ätherischen Öle):

Die fetten Pflanzenöle werden als Basis und zur Verdünnung der ätherischen Öle benötigt. Sie ermöglichen das gute Gleiten der Hände während der Massage und schützen die empfindliche Haut vor möglichen Reizungen durch die puren ätherischen Öle, wie es z. B. bei Zimt der Fall wäre. Ausführliche Informationen zu den Pflanzenölen finden Sie auf der *Seite 17.*

Ätherische Öle:

Ätherisches Öl	Wirkung (bei)	Duftbeschreibung
Anis	wärmend, anregend, krampflösend	würzig, warm, angenehm klar
Baldrian	nervenberuhigend, schlaffördernd	krautig und sehr polar, kann Mischungen schnell beherrschen
Benzoe Siam	beruhigend, ausgleichend, gegen Depressionen	Vanille, Schokolade, warm
Bergamotte	antidepressiv, aufmunternd, gegen Stress	spritzig, frisch, schöne Kopfnote
Champaca	verführerisch, ausgleichend	blumig, edel
Citronella	aufmunternd, stimmungserhellend	spritzig, frisch, nach Melisse duftend

Elemi	wundheilend, antiseptisch, schleimlösend	frisch, würzig, waldig, grün
Estragon	entkrampfend, verdauungsfördernd	kräftig, frisch, würzig
Fichtennadel	Erkältungen, Muskelverspannungen, Rheuma	frisch, würzig, waldig, grün
Frangipani	erhellend, verführerisch in Kombination mit Harzen	blumig, edel
Grapefruit	stimmungserhellend, anregend	spritzig, fruchtig, frisch
Grüne Mandarine	erheiternd, erfrischend, harmonisierend	süßlich-frisch
Jasmin	krampflösend, entspannend, erotisierend	warm, blumig, betäubend
Kampfer	kräftigend, anregend, Erkältungen	scharf nach Eucalyptus und Minze
Lavendel	aufbauend, anregend, erfrischend	herb, holzig, krautig
Lemongras	gegen Müdigkeit, Konzentrationsschwäche	herb, frisch
Limette	erheiternd, erfrischend, harmonisierend	frisch, zitronig, süß
Litsea cubeba	entkrampfend, stimmungserhellend	süßlich, citrusartig
Mandarine	inspirierend, aufbauend	süß, frisch, hell, fruchtig
Menthol-Kristalle	klärend, erfrischend, kühlend	frisch, würzig, grün, scharf
Mimose	gegen Sorgen und Ängste	warm, blumig, betäubend, nach Bananen
Narzisse	sinnlich, erotisch	blumig, edel
Orange	Ängstlichkeit, Nervosität	frisch, strahlend, fruchtig
Palmarosa	Melancholie, trockene Haut	rosig, grasig
Patchouli	Ängstlichkeit, Unsicherheit, Sexualität	moosig, erdig, holzig
Pfefferminze	reinigend, entzündungshemmend, erfrischend	frisch, scharf
Rose	harmonisierend, aphrodisierend, ausgleichend	blumig, edel, süß, schwer
Rosenholz	beruhigend, ausgleichend	süß, holzig, lilienartig
Rosmarin	gedächnisstärkend, konzentrationsfördernd, durchblutungsfördernd	kampferartig, krautig
Salbei spanisch	regenerierend, Mundpflege, konzentrationsfördernd	süß, warm, krautig
Sandelholz	regenerierend, pflegend, verführend	warm, holzig, balsamisch, süß
Spikenarde	gegen Stress, beruhigend, regenerierend	bitter, erdig, herb
Tangerine	erheiternd, erfrischend, harmonisierend	süß, frisch, fruchtig
Thymian	bei körperlicher und geistiger Schwäche	kräuterartig, heiß
Tonka	sinnlich, erotisch, erheiternd	süß, warm, karamelig
Vanille	beruhigend, gegen Frustration	süß, warm, balsamisch
Wacholderbeere	gegen Muskelschmerzen, kräftigend, belebend	grün, kräftig
Weihrauch	entspannend, gegen Erkältungen, meditativ	würzig, holzig, balsamisch
Ylang	ausgleichend, entspannend, erotisch	süß, sinnlich, weich
Zimtrinde	löst Verspannungen und Angst, wärmend	warm, würzig, süß
Zirbelkiefer	gegen Erkältungen, Muskelbeschwerden, Angst	würzig, holzig, balsamisch

Rezepte:

Massageöle

Massageöl Lemon Power
– frisch, spritzig, erhellt das Gemüt und fördert die Konzentration

100 ml Mandelöl
10 Tropfen Litsea Cubeba
5 Tropfen Limette
10 Tropfen Mandarine

Massageöl Oriental Feeling
– balsamisch, orientalisch, verführt und entspannt

100 ml Mandelöl
10 Tropfen Sandelholz
6 Tropfen Elemi
1 Messerspitze Benzoe
10 Tropfen Vanille
7 Tropfen Tonka
4 Tropfen Zirbelkiefer
10 Tropfen Weihrauch
3 Tropfen Orange

Massageöl Vanilletraum
– balsamisch, süß, gegen trübe Stimmungen, sehr sinnlich und verführerisch

100 ml Mandel- oder Sojaöl
15 Tropfen Vanille
1 Tropfen Zimt
1 Messerspitze Benzoe
2 Tropfen Tangerine

Massageöl Sport
– krautig, frisch, bei Verspannungen und Muskelkater

100 ml Jojobaöl
10 Tropfen Rosmarin
3 Tropfen Salbei
10 Tropfen Fichtennadel
5 Tropfen Kampfer
5 Tropfen Wacholderbeere
3 Tropfen Eukalyptus
2 Tropfen Pfefferminze

Massageöl Provence
– der typische Duft der Provence, entspannend und belebend

100 ml Sojaöl
10 Tropfen Lavendel traditionell
5 Tropfen Estragon
10 Tropfen Anis
1 Tropfen Minze

Massageöl Blütentraum
– blumig, narkotisch, entspannend, sinnlich

100 ml Neutralöl oder Mandelöl
2 Tropfen Mimose
4 Tropfen Narzisse
7 Tropfen Frangipani
5 Tropfen Champaca

Massageöl Scheherazade
– orientalisch, balsamisch, entspannend, inspirierend, meditativ

100 ml Jojobaöl
10 Tropfen Jasmin
5 Tropfen Rose
12 Tropfen Patchouli
20 Tropfen Sandelholz
5 Tropfen Vanille
4 Tropfen Zimtrinde

Massageöl Herbststimmung
– würzig, balsamisch, vermittelt innere Harmonie und Wärme

100 ml Mandelöl
4 Tropfen Orange
5 Tropfen Nelke
2 Tropfen Zimt
2 Tropfen Vanille
1 Tropfen Weihrauch

Massagefluid Venus
Für Zeitgenossen, die es nicht ganz so ölig mögen, haben wir hier eine verdünnte Variante entwickelt. Das Fluid sollte vor der Anwendung immer geschüttelt werden. Die Haltbarkeit beträgt ca. 5–8 Tage. Mit 15 Tropfen Paraben liegt die Haltbarkeit bei 2–4 Wochen.

100 ml Mandelöl
10 ml Fluidlecithin CM
5 ml Wasser
1 Tropfen Patchouli
8 Tropfen Sandelholz
6 Tropfen Vanille
10 Tropfen Tonka
1 Tropfen Nelke
2 Tropfen Rose
2 Tropfen Schwarzfichte
2 Tropfen Benzoe
3 Tropfen Bitterorange

Massageöl Kräuter für die Bauchmassage
– krautiger Duft, bei Blähungen und Unwohlsein

50 ml Sesamöl
15 Tropfen Fenchel
15 Tropfen Anis
11 Tropfen Salbei
10 Tropfen Citronella
5 Tropfen Kümmel

Massageöl Gloomy Sunday
– balsamisch warm, erheiternd bei seelischer Einsamkeit und Unwohlsein

100 ml Mandelöl
18 Tropfen Zimt
12 Tropfen Orange
3 Tropfen Fenchel
1 Tropfen Anis
6 Tropfen Mandarine

Aromabalms

Eine wundervolle Alternative zu den Massageölen. Sie können mit den Aromabalms massieren oder sie bei Beschwerden und Wehwehchen direkt auftragen und einwirken lassen. Unsere Aromabalms sind auf der Basis unserer bereits bekannten Cremaba HT hergestellt. In unseren Rezepten haben wir die Konsistenz von Cremaba unverändert gelassen. Wenn Sie lieber eine Aromalotion haben möchten, können Sie den Rezepten Wasser hinzufügen. Auf die angegebene Menge Cremaba geben Sie gegebenenfalls 5 ml Wasser, verrühren beides gut und fügen anschließend die ätherischen Öle hinzu.

Aromabalm, beruhigend
– frisch, blumig, ein Balsam gegen Stress und Hektik

30 g Cremaba HT
5 Tropfen Citronella
5 Tropfen Lavendel
2 Tropfen Rose
3 Tropfen Mandarine
5 Tropfen Litsea Cubeba

Aromabalm, anregend
– gegen Verspannung und Kopfschmerz

30 g Cremaba HT
20 Tropfen Menthol (5 Kristalle in Weingeist lösen)
5 Tropfen Minze
2 Tropfen Grapefruit

Da Menthol in kristalliner Form vorliegt, müssen die Kristalle vorher in Weingeist gelöst werden.

Aromabalm für die Gesichtsmassage
– holzig, balsamisch, entschlackend

30 g Cremaba HT
2 Tropfen Palmarosa
2 Tropfen Litsea
3 Tropfen Zedernholz
1 Tropfen Rosenholz

Bei trockener oder reifer Haut können Sie auch 1 Tropfen echte Rose hinzufügen. Bei der Gesichtsmassage sollten die Augenpartien ausgespart werden, so dass keine ätherischen Öle in die Augen geraten.

Aromabalm gegen Rücken- oder Muskelschmerzen
– holzig, krautig, belebend

30 g Cremaba HT
7 Tropfen Zirbelkiefer
8 Tropfen Rosmarin
5 Tropfen Lavendel
11 Tropfen Wacholderbeere
4 Tropfen Spikenarde
7 Tropfen Minze

Aromabalm bei Einschlafproblemen
– warm, würzig, stark beruhigend

25 g Cremaba HT
5 Tropfen Sandelholz
4 Tropfen Baldrian
4 Tropfen Orange
3 Tropfen Zedernholz
zusätzlich können 10 Tropfen Lavendel zugegeben werden, um die Wirkung zu verstärken

Aromabalm bei Erkältung und Atembeschwerden
– würzig, krautig

30 g Cremaba HT
5 Tropfen Kampfer
5 Tropfen Eukalyptus
5 Tropfen Minze
2 Tropfen Thymian
4 Tropfen Salbei

Aromabalm bei schweren Beinen und geschwollenen Füßen
– würzig, frisch, entstauend, belebend, kühlend

30 g Cremaba HT
4 Tropfen Lorbeer
2 Tropfen Zimt
7 Tropfen Zitrone
4 Tropfen Mandarine
5 Tropfen Rosmarin
2–3 Msp. Menthol-Kristalle

Aromasprays

Für unsere Mitmenschen, die unter Zeitmangel leiden oder niemanden haben, der Sie massieren kann, hat die Hobbythek eine pfiffige Lösung gefunden:

Aromasprays:
Die Herstellung ist denkbar einfach und sehr effektiv. Sie können die Sprays als Körperspray, z. B. im Sommer zur Kühlung oder im Büro als Konzentrations- oder Entspannungshilfe, verwenden. Bei schlechter Raumluft können unsere Sprays sogar zur Raumparfümierung verwendet werden. Zu fast jedem Zweck haben wir ein Rezept entwickelt. Manche Aromasprays duften so gut, dass sie sogar als natürliche Eau de Toilettes aufgetragen werden können. Wenn Sie es lieber etwas bunter mögen, können Sie die Sprays auch mit handelsüblichen Lebensmittelfarben einfärben. Verwenden Sie jedoch nicht zu viel Farbe, da diese unter Umständen Ihre Haut bei der Anwendung des Sprays färben könnten. Am besten verwenden Sie immer nur einen kleinen Tropfen Ihrer favorisierten Farbe. In schöne Flakons gefüllt, sind die Hobbythek-Aromasprays auch „dufte" Geschenke.

Gute-Laune-Aromaspray
– frisch, spritzig, stimmungserhellend, konzentrationsfördernd

70 ml Weingeist
30 ml Rosenwasser
20 Tropfen LV 41
10 Tropfen Mandarine
3 Tropfen Rose
11 Tropfen Litsea Cubeba
7 Tropfen Grapefruit
10 Tropfen Vetiver
5 Tropfen Ylang
8 Tropfen Orange
evtl. 1 Tropfen rote Lebensmittelfarbe

Das Spray sollte nicht vor oder während eines Sonnenbades verwendet werden.

Eis-Aromaspray
– minzig, kühl, frisch, kühlend, optimal bei Kopfschmerz oder Konzentrationsschwäche.

70 ml Weingeist oder kosmetisches Basiswasser HT
30 ml Rosen- oder Lavendelwasser
20 Tropfen LV 41
3 Msp. Mentholkristalle
15 Tropfen Pfefferminze
evtl. 1 Tropfen blaue Lebensmittelfarbe

Das Eisspray sollte nicht in die Augen geraten.

Sport-Aromaspray
– würzig, krautig, kühlend und durchblutungsfördernd

70 ml Weingeist oder kosmetisches Basiswasser HT
30 ml Rosenwaser
20 Tropfen LV 41
15 Tropfen Zirbelkiefer
15 Tropfen Rosmarin
10 Tropfen Wacholderbeere
5 Tropfen Kampfer
10 Tropfen Pfefferminze
5 Tropfen spanischer Salbei
1 Messerspitze Menthol
evtl. 1 Tropfen grüne Lebensmittelfarbe

Das Spray kann direkt nach dem Sport verwendet werden. Bewährt hat sich unser Spray auch nach bzw. während langer Radtouren.

Mental-Power-Aromaspray
– frisch, spritzig, ideal bei Schularbeiten oder im Büro zur Konzentration und geistigen Erfrischung.

70 ml Weingeist oder kosmetisches Basiswasser HT
30 ml Rosenwasser
20 Tropfen LV 41
10 Tropfen Mandarine
10 Tropfen Limette
10 Tropfen Orange
15 Tropfen Litsea Cubeba

Meditationsspray Living Buddha
– balsamisch, sinnlich, entspannend, meditativ

70 ml Alkohol
30 ml Rosenwasser
20 Tropfen LV 41
1 ml Perubalsam (abgefiltert)
10 Tropfen Weihrauch
10 Tropfen Myrre
6 Tropfen Zedernholz
5 Tropfen Zimt
1 Msp. Benzoe Siam
10 Tropfen Clementine

Unser verwendeter Perubalsam ist sehr harzig und schwer zu lösen. Wir würden daher empfehlen, 2 Msp. Perubalsam mit 5 ml Weingeist zu verdünnen. Am besten lässt man diese Mischung über Nacht reifen und filtert diese am nächsten Morgen durch einen Kaffeefilter, für den Fall, dass noch harzige Reste vorhanden sein sollten.

Wellnessduschen

Wasser und Duft: Eine schönere, lustvollere Verbindung um den Körper zu stimulieren, gibt es kaum. Eine schnelle und wirksame Art der Entspannung und Erfrischung ist die morgendliche oder abendliche Dusche. Beim Duschen spülen wir die Sorgen und den Stress des Alltags einfach ab, erfrischen uns und reinigen den Körper. Der Stoffwechsel wird angekurbelt und die Durchblutung gefördert. Duft und Bad war schon bei den Römern nicht voneinander zu trennen. Darüber hat die Hobbythek in der Vergangenheit schon mehrfach berichtet. Die Römer kannten natürlich nicht den Namen »Wellness« – wohlfühlen –, aber genau das möchten wir Ihnen mit den folgenden Rezepten bieten. Wellness, sich entspannen, gute Laune bekommen, eben Erfrischen und wohl fühlen, der Seele schmeicheln. Natürlich können Sie mit unseren Duschgelen auch baden oder sie mit dem Zusatz frischer Blüten optisch aufbereiten.

Duschgel-Grundmischung:
– pflegend, für jeden Hauttyp geeignet

70 ml lauwarmes, vorher abgekochtes Wasser
3 Messl. Sanfteen
35 ml Betain
25 ml Collagentensid
15 Tropfen D-Panthenol
1–2 Messl. Rewoderm
alle Zutaten der Reihenfolge nach verrühren

Guten-Morgen-Aromadusche
– frisch, spritzig, nicht nur für Morgenmuffel

100 ml Duschgel
10 Tropfen Litsea Cubeba
9 Tropfen Lemongras
10 Tropfen Orangenöl
6 Tropfen grüne Mandarine

Das Duschgel sollte einige Minuten auf der Haut verbleiben, danach gut abspülen.

Sport-Aromadusche I
– würzig, krautig, zu verwenden nach körperlicher Betätigung, abends angewendet weckt dieses Duschgel wieder die Lebensgeister.

100 ml Duschgel
10 Tropfen Rosmarin
7 Tropfen Fichtennadel
7 Tropfen Wacholder
5 Tropfen Eukalyptus
17 Tropfen Pfefferminze
7 Tropfen Citronella
8 Tropfen Orange

Sport-Aromadusche II
– würzig, holzig

100 ml Duschgel
7 Tropfen Eukalyptus
10 Tropfen Pfefferminze
7 Tropfen Zirbelkiefer
5 Tropfen Sandelholz
7 Tropfen Rosmarin
1 Msp. Benzoe Siam
8 Tropfen Litsea Cubeba
3 Tropfen Tangerine

Entspannungsdusche
– frisch, würzig, gegen Stress

100 ml Duschgel
10 Tropfen Sandelholz
10 Tropfen Lavendel
20 Tropfen Mandarine
10 Tropfen Tonka
5 Tropfen Ylang

Insekten abweisende Mittel

Als ätherische Öle werden dazu das Lavendelöl und das Nelkenöl empfohlen, wobei Sie bei Nelkenöl maximal 1 Tropfen einsetzen sollten, weil es zu intensiv riecht. Wenn Sie wollen, können Sie aber auch Authan einsetzen, das ist zwar ein chemisches Mittel, ist aber am wirksamsten. Wenn Sie es auf der Haut vertragen, dann ist dagegen nichts einzuwenden.
Ob nun Lavendelöl, Nelkenöl oder Authan, alle diese Substanzen können Sie ohne Probleme auch in Ihre Aftersunmilch, -creme oder -lotion einbringen. **Geben Sie dann etwa 5–10 Tropfen pro 50 g fertige Milch oder Creme hinein.** Selbstverständlich sollten Sie darauf verzichten, wenn Sie äußerst empfindliche Haut haben, die durch ätherische Öle gereizt wird, oder wenn Sie einen Sonnenbrand haben.

Gel gegen die Wirkung von Insektenstichen

15 Tr. Lavendelöl
1 Messl. LV 41
$^1/_2$ Messl. Menthol
1 Messl. Xanthan oder Gelbildner
25 ml Hamameliswasser
15 Tr. Zi Cao
6 Tr. Paraben K
18 Tr. Meristem-Extrakt
25 ml dest. Wasser
evtl. $^1/_2$ Messl. D-Panthenol 75

Vermischen Sie zunächst das Lavendelöl mit LV 41, dann Xanthan unterrühren und danach erst die restlichen Zusatzstoffe.
Achten Sie darauf, dass das Xanthan sich knötchenfrei auflöst, und geben Sie erst dann das destillierte Wasser und den Meristem-Extrakt hinzu.
Tragen Sie dieses Gel bei Kindern nicht im Gesicht auf. Jeweils ein kleiner Tropfen auf den Stich genügt.

Badeöle

Sie enthalten zum einen Wirkstoffe, aber zusätzlich hautpflegende bzw. rückfettende Pflanzenöle. Sie sind deshalb in besonderem Maße für trockene Haut geeignet.
Als Pflanzenöle können Sie alle fetten Öle verwenden wie Avocado-, Mandel-, Erdnuss-, Sesam-, Jojoba-, Oliven-, Sonnenblumenöl usw. Alle diese Öle sind relativ stabil und werden innerhalb von etwa 2–3 Monaten auf keinen Fall ranzig. Wenn Sie das Öl länger aufheben wollen, geben Sie unser *Antiranz* hinzu. Mischen Sie diese Substanzen gleich nach dem Kauf des Öls hinein, damit es gar nicht erst anfangen kann, ranzig zu werden.
Auf 25 ml kommt jeweils 1 Tropfen Antiranz. Das gilt für alle Öle, mit Ausnahme von Jojobaöl, das ein flüssiges Wachs ist und deshalb nicht ranzig werden kann.
Damit die Ölmischung sich ähnlich wie die Essenz gleichmäßig im Wasser verteilt, braucht man einen Emulgator. Wir empfehlen unseren flüssigen Emulgator *Fluidlecithin BE* *(vgl. Seite 24)*. In unsere Badeöle kommen davon etwa 8–10 % hinein, weil es ja noch sehr stark mit Badewasser verdünnt wird. Sie erkennen die Emulsionsbildung daran, dass das Wasser milchig wird, wenn Sie das Badeöl hineingießen.
Da es sich bei unserem Fluidlecithin BE um einen natürlichen Emulgator handelt, ist das Badeöl nicht sehr stabil. Schütteln Sie daher Ihr Badeöl vor Gebrauch und achten Sie darauf, dass die Badetemperatur mindestens 36° C beträgt. Möchten Sie ein klares, stabiles Badeöl, ersetzen Sie die Menge des Fluidlecithins BE durch Mulsifan, einen synthetischen Emulgator. Er ist für normale und fette Haut geeignet. Bei sehr trockener und empfindlicher Haut sollten Sie jedoch das Lecithin wählen.

Grundrezept Badeöl

Auf 85 ml Pflanzenöl kommen
5, max. 10 ml ätherisches Öl und
10 ml Fluidlecithin BE

Die Zutaten werden miteinander verrührt – und fertig ist das Badeöl.
Sie können alle ätherischen Öle verwenden. Sie brauchen für Badeöle keine Konservierungsmittel, denn Öl ohne Wasser hält sich lange Zeit. Außerdem haben viele ätherische Öle in der hohen Konzentration eine keimhemmende Wirkung.

Hier einige Rezeptbeispiele, die Sie natürlich beliebig variieren können.

Erkältungsbad

85 ml Pflanzenöl
1 ml Pfefferminzöl
1 ml Eukalyptusöl
1 ml Latschenkieferöl
1 ml Thymianöl
1 ml Rosmarinöl
10 ml Fluidlecithin BE

100 ml Badeöl reichen für 2–4 Vollbäder aus. Mit diesem Öl möglichst heiß baden, etwa 38–40 °C und anschließend sofort ins Bett legen.

Rheumabad

85 ml Pflanzenöl
1 ml Wacholderbeeröl
1 Eukalyptusöl
1 ml Rosmarinöl
1 ml Salbeiöl
10 ml Fluidlecithin BE

Dieses Bad wirkt durchblutungsfördernd und lindernd vor allem bei Gelenk- und Muskelschmerzen. Salbeiöl bei Schwangerschaft nicht anwenden. Bei akuter Gelenkentzündung sollten Sie zum Arzt gehen; denn dabei kann Wärmebehandlung genau falsch sein.

Beruhigungsbad

85 ml Pflanzenöl
3 ml Lavendelöl
1 ml grüne Mandarine
evtl. 1 ml Baldrianöl
1 ml Anis- oder Fenchelöl
10 ml Fluidlecithin BE

Wirkt entspannend und beruhigend. Bleiben Sie mindestens 15–20 Minuten in der Wanne liegen und denken nur an schöne Dinge.

Bad gegen Erschöpfung

85 ml Pflanzenöl
1 Msp. Kampfer
1,5 ml Rosmarinöl
1 ml Latschenkieferöl
1 ml Eukalyptusöl
1 ml Geranium- oder Zedernholzöl
10 ml Fluidlecithin BE

Geranium- oder Zedernholzöl sind reine Duftkomponenten. Auch hier können Sie natürlich beliebig variieren.

Blumiges Badevergnügen

85 ml Pflanzenöl
1 ml Anisöl
1 ml Latschenkieferöl
1 ml Rosmarinöl
0,5 ml Geraniumöl
1 ml Bergamotteöl
1 ml Orangenblütenöl
1 ml Rosenöl (synthetisch)
10 ml Fluidlecithin BE

Bergamotteöl nicht verwenden, wenn Sie danach ein Sonnenbad nehmen wollen.

Register

Bezugsquellen

*ALC COSMETIC, 27804 Berne, Kranichstr. 2, Tel. 04406-6144, Fax 04406-5363.
CALENDULA, 40217 Düsseldorf, Friedrichstr. 7, Tel. 0211-378655; 46539 Dinslaken, Sterkrader Str. 237, Tel. 02064-92739; 47441 Moers, Homberger Str. 39, Tel. 02841-29388; 47051 Duisburg, Tonhallenpassage, Tel. 0203-284543; 47798 Krefeld, Weinstr. 105, Tel. 02151-631511.
*COLETTE, 23552 Lübeck, Kapitelstr. 5, Tel. 0451-7070869.
*COLIMEX-ZENTRALE, 50996 Köln, Ringstr. 46, Tel. 0221-352072, Fax 0221-352071; Auslieferungsläden: 32312 Lübbecke, Lange Str. 1, Stern-Apotheke, Tel. 05741-7707, Fax 05741-310887; 33102 Paderborn, Bahnhofstr. 18, St.-Christophorus-Drogerie, Tel. 05251-105213, Fax 05251-105252; 38300 Wolfenbüttel, Lange Herzogstr. 13, Tel. 05331-298370, Fax 05331-298570; 42105 Wuppertal, Karlsplatz 3, In der Rathausgalerie, Tel./Fax 0202-443988; 42853 Remscheid, Alleestr. 74, Allee-Center, Tel./Fax 02191-927963; 50171 Kerpen, Philipp-Schneider-Str. 2-6, Kaufhalle-Center, Tel./Fax 02237-922352; 50226 Frechen, Hauptstr. 99-103, Marktpassage, Tel./Fax 02234-274770; 50354 Hürth, Theresienhöhe, EKZ-Hürth/Arkaden, Tel./Fax 02233-708538; 50667 Köln, Schildergasse, in »Emotions«, Tel./Fax 0221-2580862; 50858 Köln-Weiden, Aachener Str. 1253, Rhein Center Köln-Weiden , Tel./Fax 02234-709266; 51373 Leverkusen, Friedrich-Ebert-Platz 9; 51465 Bergisch Gladbach, Richard-Zanders-Str., Kaufhalle, Tel./Fax 02202-43103; 51643 Gummersbach, Wilhelmstr. 7, Vollkorn Naturwarenhandel, Tel. 02261-64784; 52062 Aachen, »Lust for Life«, Komphausbadstr. 10, Tel./Fax 0241-4013033; 53111 Bonn, Brüdergasse 4, Tel./Fax 0228-659698; 53721 Siegburg, Am Brauhof 4, Tel./Fax 02241-591160; 53797 Lohmar, Breidtersteegsmühle, Broich & Weber, Tel. 02246-4245, Fax 02246-16418; 56068 Koblenz, Hohenfelder Str. 22, Löhr-Center-Koblenz, Tel./Fax 0261-1004890; 57462 Olpe, Bruchstr. 13, Valentin-Apotheke, Tel./Fax 02761-5190; 63739 Aschaffenburg, Steingasse 37, Colimex/Cleopatra, Tel. 06021-26464; 94032 Passau, Am Schanzl 10, Turm-Apotheke, Tel. 0851-33377, Fax 0851-32109; 95444 Bayreuth, Luitpoldplatz 3, Ars Vivendi – Lebenskunst in der Schloßgalerie, Tel. 0921-5169302, Fax 0921-5169303.
*COSMEDA, 41460 Neuss, Neumarkt 4, Tel. 02131-277212; 46535 Dinslaken, Altmarkt 17, Tel. 02064-15178; 40668 Meerbusch, Gonellastr. 13, Tel. 02150-6625; 47495 Rheinberg, Römerstr. 16, Tel. 02843-6116; 47198 Duisburg, Augustastr. 31, Tel. 02066-55104.
*HOBBY-KOSMETIK, 86150 Augsburg, Bahnhofstr. 6, Tel. 0821-155346, Fax 0821-513945; 97618 Niederlauer bei Bad Neustadt/Saale, Lauertalmarkt Am Rück 1, Tel./Fax 09771-3094.
*JANSON, Dr. Klaus Schop, 76133 Karlsruhe, Kaiserpassage 16, Tel. 0721-26410, Fax 0721-27780.
*JOJOBA NATURPRODUKTE, 57072 Siegen, Hagener Str. 71, Tel. 0271-790201, Fax 0271-73866.
*KOSMETIK-BAZARE: Interessengemeinschaft der Kosmetik-Bazare e.V., 28203 Bremen, Ostertorsteinweg 25-26, Tel. 0421-701699, Fax 0421-75531; 30159 Hannover, Knochenhauer Str. 6, Tel. 0511-326236, Fax 05066-693505; 30890 Barsinghausen, Breite Str. 7, Tel./Fax 05105-60560; 31582 Nienburg, Georgstr. 11, Tel. 05021-12825, Fax 05021-912242; 31785 Hameln, Thiewall 4, Tel./Fax 05151-22576; 32257 Bünde, Bahnhofstr. 31, Tel. 05223-5133, Fax 05232-71219; 32756 Detmold, Paulinenstr. 9, Tel. 05231-39614, Fax 05231-39691; 33615 Bielefeld, Arndtstr. 51, Tel. 0521-131008, Fax 05232-71219; 34414 Warburg, Hauptstr. 46, Tel. 05641-2311, Fax 05641-60648; 35037 Marburg, Augustinergasse, Tel. 06421-161363, Fax 0641-76450; 35390 Gießen, Frankfurter Str. 1, Tel. 0641-76979, Fax 0641-76450; 37671 Höxter, Am Markt 2a, Tel./Fax 05271-380095; 45130 Essen, Alfredstr. 43, Tel./Fax 0201-796413; 48143 Münster, Ludgeristr. 68, Tel. 0251-518505, Fax 0251-98918; 48431 Rheine, Marktstr. 14, Tel./Fax 05971-15421; 53721 Siegburg, Holzgasse 47, Tel./Fax 02241-590942; 59555 Lippstadt, Blumenstr. 1, Tel. 02941-78466, Fax 02947-5276; 63924 Kleinheubach, Dientzenhofer Str. 14, Tel./Fax 09371-68861; 65183 Wiesbaden, Marktstr. 14, Tel. 0611-379370, Fax 06124-3329; 67655 Kaiserslautern, Grüner Graben 3, Tel./Fax 0631-92527; 71638 Ludwigsburg, Mylius Str. 29, Tel./Fax 07141-927763; 75172 Pforzheim, Bahnhofstr. 9, Tel. 07231-33254, Fax 07452-67025; 97464 Oberwerrn, Bergstr. 7, Tel./Fax 09726-3319.
KOSMETIK-SHOP LAVENDULA, 49078 Osnabrück, Lotter Str. 33, Tel./Fax 0541-683472.
KOSNA VERA, 59174 Kamen, Märkische Str. 28, Tel. 02307-4772; 59423 Unna, Markt 16, Tel. 02303-21337.
*KRÄUTER FISCHER, 33378 Rheda-Wiedenbrück, Markt 3, Tel. 05242-55958.
McQUEEN'S NATURSHOP, 22880 Wedel, EKZ Rosengarten 6b, Tel. 04103-14950.
*NATURWARENLADEN Löschner, 97447 Gerolzhofen, Weiße-Turm-Str. 1, Tel. 09382-4115, Fax 09382-5692, e-mail: naturwarenladen t-online.de.

*OMIKRON, 74382 Neckarwestheim, Ländelstr. 32, Tel. 07133-17081, Fax 07133-17465.
*POTPOURRI NATURE SHOP, 71263 Weil der Stadt, Katharinenstr. 4, Tel. 07033-533992, Fax 07033-533991.
*PURA NATURA, 90402 Nürnberg, Johannesgasse 55, Tel. 0911-209522, Fax 0911-2447507.
*REIN & FEIN, 82256 Fürstenfeldbruck, Münchner Str. 25, Tel. 08141-4548; 81241 München-Pasing, Planegger-Str. 9a, Tel./Fax. 089-830693.
*SPINNRAD GMBH/ZENTRALE, 45899 Gelsenkirchen, Am Bugapark 3, Tel. 0209-17000-0, Tx. 824726 natur d, Fax 0209-17000-40; Auslieferungsläden: 01239 Dresden-Nickern, Dohnaer Str. 246, Tel. 0351-2882089; 04104 Leipzig-City, Willy-Brandt-Platz 5, Tel. 0341-9612205; 04209 Leipzig, Ludwigsburger Str. 9, Tel. 0341-4200024; 04329 Leipzig-Paunsdorf, Paunsdorfer Allee 1, Tel. 0341-2518906; 06254 Günthersdorf bei Leipzig, Saale-Park, Tel. 03463-820803; 07545 Gera, Gera-Arcaden, Heinrichstr. 30, Tel. 0365-8001125; 07743 Jena, Goethe-Galerie, Goethestr.3b, Tel. 03641-890906; 08523 Plauen, EKZ Die Kolonnaden, Bahnhofstr. 11, Tel. 03741-201784; 09111 Chemnitz, Neumarkt 2, Tel. 0371-6661820; 09125 Chemnitz – Alt Chemnitz, Annaberger Str. 315, Tel. 0371-514226; 10247 Berlin-Friedrichshain, Frankfurter Allee 53, Tel. 030-4276161; 10439 Berlin-Prenzlauer Berg, Arcaden, Schönhauser Allee 79, Tel. 030-44652393; 10719 Berlin-Wilmersdorf, Uhlandstr. 43-44, Tel. 030-8814848; 10789 Berlin-Charlottenburg, Europacenter, Breitscheidplatz, Tel. 030-2616106; 12043 Berlin, Karl Marx Str. 66. Tel. 030-62989529; 12163 Berlin-Steglitz, Forum Steglitz, Schloßstr. 1, Tel. 030-7911080; 12351 Berlin-Gropiusstadt, Gropius Passage, Johannisthaler Chaussee 295, Tel. 030-6030462; 12555 Berlin-Köpenick, Forum Köpenick, Bahnhofstr. 33-38, Tel. 030-6520008; 12619 Berlin-Hellersdorf, Spree-Center, Hellersdorfer Str. 79-81, Tel. 030-5612081; 13055 Berlin-Hohenschönhausen, Allee-Center, Landsberger Allee 277, Tel. 030-97609436; 13357 Berlin-Wedding, Gesundbrunnen-Center, Badstr. 5, Tel. 030-49308939; 13507 Berlin-Tegel, EKZ, Am Borsigturm 11, Tel. 030-43402270; 15745 Wildau, Center an der A 10, Abfahrt Königs Wusterhausen, Nähe Mega Markt, Tel. 0337-5504696; 16303 Schwedt, Oder-Center, Landgrabenpark 1, Tel. 03332-421942; 17033 Neubrandenburg, Marktplatz-Center, Marktplatz 2, Tel. 0395-5823511; 18055 Rostock, Rostocker Hof, Kröpeliner Str., Tel. 0381-4923281; 19053 Schwerin, Schloßpark-Center, Am Marienplatz 5-6, Tel. 0385-5812255; 20146 Hamburg-Rotherbaum, Grindelallee 116, Tel. 040-4106096; 21073 Hamburg-Harburg, Lüneburger Str. 19, Tel. 040-76753177; 21335 Lüneburg, Grapengießerstr. 25, Tel. 04131-406427; 22083 Hamburg-Barmbek, EKZ, Hamburger Str. 37, Tel. 040-22738862; 22111 Hamburg-Billstedt, Billstedt-Center, Billstedter Platz 39, Tel. 040-73679808; 22143 Hamburg-Rahlstedt, Rahlstedt-Center, Schweriner Str. 8-12, Tel. 040-6779044; 22765 Hamburg-Ottensen, Mercado-Center, Ottenser Hauptstr. 8, Tel. 040-392310; 22850 Norderstedt-Garstedt, Herold-Center, Berliner Allee 38-44, Tel. 040-52883730; 22869 Schenefeld, Stadtcenter, Kiebitzweg 2/Industriestr., Tel. 040-83099081; 23552 Lübeck, Mühlenstr. 11, Tel. 0451-7063307; 24103 Kiel, Ahlmann Haus, Holstenstr. 34, Tel. 0431-978728; 24534 Neumünster, Marktpassage, Großflecken 51-53, Tel. 04321-41633; 24937 Flensburg, Große Str. 3, Tel. 0461-13761; 25524 Itzehoe, Holstein-Center, Feldschmiedekamp 6, Tel. 04821-65106; 26122 Oldenburg, Achternstr. 22, Tel. 0441-25493; 26382 Wilhelmshaven, Nordseepassage, Bahnhofsplatz 1, Tel. 04421-455308; 26506 Norden, Neuer Weg 38, Tel. 04931-992859; 26603 Aurich, Carolinenhof, Fischteichweg 15-19, Tel. 04941-964327; 26789 Leer, Ems-Park, Nüttermoorer Str. 2, Tel. 0491-9921127; 27568 Bremerhaven, Bürgermeister-Smid-Str. 53, Tel. 0471-44203; 27749 Delmenhorst, Lange Str. 96, Tel. 04221-129331; 28195 Bremen-City, Obernstr. 67, Tel. 0421-1691932; 28203 Bremen-Steintor, Ostertorsteinweg 42/43, Tel. 0421-3399043; 28259 Bremen-Huchting, Roland-Center, Alter Dorfweg 30-50, Tel. 0421-5798506; 30159 Hannover-City, Georgstr. 7, Tel. 0511-7000815; 30823 Garbsen-Mitte, EKZ Mitte, Berenbosteler Str., Tel. 05131-476253; 30853 Langenhagen, City-Center, Marktplatz 5, Tel. 0511-7242488; 30880 Laatzen, Leine EKZ, Marktplatz 11, Tel. 0511-8236700; 31134 Hildesheim, Angoulemeplatz 2, Tel. 05121-57311; 31785 Hameln, Bäckerstr. 40, Tel. 05151-958606; 32052 Herford, Lübbestr. 12-20, Tel. 05221-529654; 32052 Herford, Gehrenberg 21, (Eröffnung November 2000); 32423 Minden, Bäckerstr. 72, Tel. 0571-87580; 32756 Detmold, Lange Str. 36, Tel. 05231-37695; 33098 Paderborn, EKZ, Königsplatz 12, Tel. 05251-281759; 33330 Gütersloh, Münsterstr. 6, Tel. 05241-237071; 33602 Bielefeld, Marktpassage, Tel. 0521-66152; 34117 Kassel, Untere Königstr. 52, Tel. 0561-14339; 35037 Marburg, Wettergasse 12; 35390 Gießen, Kaplansgasse 2-4, Tel. 0641-792393; 35576 Wetzlar, Langgasse 39, Tel. 06441-46952; 36037 Fulda, City Haus, Laden 6, Bahnhofstr. 4, Tel. 0661-240638; 37073 Göttingen, Groner Str. 57/58, Tel. 0551-44700; 38100 Braunschweig-City, Sack 2, Tel. 0531-42032; 38226 Salzgitter-Lebensstedt, Fischzug 12, Tel. 05341-178729; 38440 Wolfsburg, Südkopfcenter, Tel. 05361-15004; 38640 Goslar, Kaiserpassage, Breite Str., Tel. 05321-43963; 39104 Magdeburg-City, City-Carré, Kantstr. 5a, Tel. 0391-5666740; 39326 Hermsdorf, EKZ Elbe-Park an der A 2, Ausfahrt Irxleben, Tel. 039206-52207; 40212 Düsseldorf-City, Schadowstr. 80, Tel. 0211-357105; 40218 Düsseldorf-Friedrichstadt, Friedrichstr. 12, Tel. 0211-3859444; 40477 Düsseldorf-Derendorf, Nordstr. 79, Tel. 0211-4984725; 40597 Düsseldorf-Benrath, Hauptstr. 9, Tel. 0211-7180811; 40721 Hilden, Bismarckpassage, Tel. 02103-581937; 40878 Ratingen, Oberstr. 29, Tel. 02102-993801; 41061 Mönchengladbach-City, Hindenburgstr. 173, Tel. 02161-22728; 41236 Mönchengladbach-Rheydt, Galerie am Marienplatz, Tel. 02166-619739; 41460 Neuss, Zollstr. 1-7, Tel. 02131-276708; 41539 Dormagen, Rathausgalerie, Kölner Str. 98, Tel. 02133-49045; 41747 Viersen, Hauptstr. 85, Tel. 02162-350549;

42103 Wuppertal-Elberfeld, Herzogstr. 28, Tel. 0202-441281; 42275 Wuppertal-Barmen, Alter Markt 7, Tel. 0202-551753; 42551 Velbert, Friedrichstr. 168, Tel. 02051-52727; 42651 Solingen, Hauptstr. 28, Tel. 0212-204041; 42853 Remscheid, Alleestr. 30, Tel. 02191-420867; 44135 Dortmund-City, Bissenkamp 12-16, Tel. 0231-578936; 44532 Lünen, Lange Str. 32, Tel. 02306-258186; 44575 Castrop-Rauxel, EKZ Widumer Platz, Lönsstr., Tel. 02305-27215; 44623 Herne, Bahnhofstr. 45, Tel. 02323-53021; 44787 Bochum-City, Kortumstr. 33, Tel. 0234-66123; 44791 Bochum-Harpen, Ruhrpark Shoppingcenter, Tel. 0234-238516; 44801 Bochum-Querenburg, Uni-Center, Querenburger Höhe 111, Tel. 0234-708679; 45127 Essen-City, City-Center, Porscheplatz 21, Tel. 0201-221295; 45127 Essen-City, Willi-Brandt-Platz 15, Tel. 0201-1769609; 45276 Essen-Steele, Bochumer Str. 16, Tel. 0201-512104; 45329 Essen-Altenessen, EKZ, Altenessener Str. 411, Tel. 0201-333617; 45468 Mülheim-City, Forum City, Hans-Böckler-Platz 10, Tel. 0208-34907; 45472 Mülheim-Heißen, Rhein-Ruhr-Zentrum, Tel. 0208-498192; 45525 Hattingen, Obermarkt 1, Tel. 02324-55691; 45657 Recklinghausen, Kunibertistr. 13, Tel. 02361-24194; 45699 Herten, Ewaldstr. 3-5, Tel. 02366-938616; 45721 Haltern, Merschstr. 6, Tel. 02364-929351; 45768 Marl-Mitte, EKZ Marler Stern, Obere Ladenstr. 68, Tel. 02365-56429; 45879 Gelsenkirchen-City, im WEKA Kaufhaus, Bahnhofstr. 55-65, Tel. 0209-208963; 45894 Gelsenkirchen-Buer, Horster Str. 4, Tel. 0209-398889; 45899 Gelsenkirchen-Horst, in der Spinnrad Zentrale, Am Bugapark 3, Tel. 0209-17000680; 45964 Gladbeck, Hochstr. 29-31, Tel. 02043-21293; 46047 Oberhausen-Neue Mitte, Centroallee 150, Tel. 0208-21970; 46049 Oberhausen-Stadtmitte, Bero-Center 110, Tel. 0208-27065; 46236 Bottrop, Kirchplatz 4, Tel. 02041-684484; 46282 Dorsten, Recklinghäuser Str. 4, Tel. 02362-45748; 46395 Bocholt, Berliner Platz 2, Tel. 02871-187790; 46397 Bocholt, Osterstr. 51, Tel. 02871-186024; 46483 Wesel, Hohe Str. 26, Tel. 0281-34794; 46535 Dinslaken, Neustr. 31-33, Tel. 02064-72328; 47051 Duisburg-City, Königstr. 42, Tel. 0203-284497; 47441 Moers, Steinstr. 31, Tel. 02841-23771; 47798 Krefeld-City, Neumarkt 2, Tel. 02151-22547; 47798 Krefeld-City, Hansa Zentrum 42/43, Tel. 02151-395635; 48143 Münster, Ludgeristr. 114, Tel. 0251-42352; 48231 Warendorf, Ostwall 41, Tel. 02581-787789; 48282 Emsdetten, EKZ Villa Nova, Bahnhofstr. 2-8, Tel. 02572-88447; 48431 Rheine, Münsterstr. 6, Tel. 05971-13548; 48653 Coesfeld, Schüppenstr. 12, Tel. 02541-82747; 49074 Osnabrück, Neue Passage, Große Str. 84-85, Tel. 0541-201373; 50672 Köln-City, Olivandenhof, Richmodstr. 10, Tel. 0221-2579488; 50678 Köln-Südstadt, Severinstr. 53, Tel. 0221-3100018; 50765 Köln-Chorweiler, City-Center Chorweiler, Tel. 0221-7088940; 50823 Köln-Ehrenfeld, Venloer Str. 336, Tel. 0221-5103342; 51065 Köln-Mülheim, Galerie, Wiener Platz 1, Tel. 0221-6202754; 51373 Leverkusen, Hauptstr. 73, Tel. 0214-403131; 52062 Aachen-City, Rethelstr. 3, Tel. 0241-25254; 52062 Aachen-City, Adalbertstr. 110, Tel. 0241-20453; 52222 Stolberg, Rathausgalerie, Steinweg 83-89, Tel. 02402-21245; 52249 Eschweiler, Grabenstr. 66, Tel. 02403-15286; 52349 Düren, Josef-Schregel-Str. 48, Tel. 02421-10082; 53111 Bonn-City, Poststr. 4, Tel. 0228-636667; 53177 Bonn-Bad Godesberg, Theaterplatz 2, Tel. 0228-351075; 53757 St. Augustin-Ort, EKZ Huma, Rathausallee 16, Tel. 02241-27040; 53879 Euskirchen, Kino-Center Galleria, Berliner Str., Tel. 02251-782191; 54290 Trier, Fleischstr. 11, Tel. 0651-48237; 55116 Mainz-City, Lotharstr. 9, Tel. 06131-238373; 55116 Mainz-Altstadt, Kirschgarten 4, Tel. 06131-228141; 56068 Koblenz, Löhrstr. 16-20, Tel. 0261-14925; 56564 Neuwied, Langendorfer Str. 111, Tel. 02631-357661; 57072 Siegen, Marburger Str. 34, Tel. 0271-54540; 57072 Siegen, City-Galerie, Am Bahnhof 40, Tel. 0271-2383124; 58096 Hagen, Elberfelder Str. 37, Tel. 02331-17438; 58239 Schwerte, Hüsingstr. 22-24, Tel. 02304-990293; 58452 Witten, Bahnhofstr. 38, Tel. 02302-275122; 58511 Lüdenscheid, EKZ Stern-Center, Tel. 02351-22907; 58636 Iserlohn, Alter Rathausplatz 7, Tel. 02371-23296; 58706 Menden, Querstr. 2, Tel. 02373-170359; 59065 Hamm, Bahnhofstr. 1c, Tel. 02381-20245; 59174 Kamen, Weststr. 16, Tel. 02307-235387; 59227 Ahlen, Oststr. 44, Tel. 02382-806677; 59555 Lippstadt, Lippe-Galerie, Tel. 02941-58332; 60311 Frankfurt-City, Kaiserstr. 11, Tel. 069-291481; 60388 Frankfurt-Bergen-Enkheim, Hessen-Center, Borsigallee 26, Tel. 06109-369596; 60439 Frankfurt-Nordweststadt, Nord-West-Zentrum, Tituscorsostr. 2b, Tel. 069-584800; 63065 Offenbach, Herrenstr. 37, Tel. 069-825648; 63739 Aschaffenburg, City-Galerie, Goldbacher Str. 2, Tel. 06021-12662; 64283 Darmstadt, Wilhelminenstr. 2, Tel. 06151-294525; 65183 Wiesbaden, Langgasse 12, Tel. 0611-9010694; 65549 Limburg, Bahnhofstr. 4, Tel. 06431-25766; 66111 Saarbrücken, Bahnhofstr. 20-30, Tel. 0681-3908994; 66424 Homburg/Saar, Saarpfalz-Center, Talstr. 38a, Tel. 06841-5351; 66538 Neunkirchen, Saarpark-Center, Stummstr. 2, Tel. 06821-177662; 67059 Ludwigshafen, Bismarckstr. 106, Tel. 0621-526664; 67061 Ludwigshafen, EKZ Walzmühle, Yorckstr. 2, Tel. 06215-5669606; 67547 Worms, Obermarkt 12, Tel. 06241-88462; 67655 Kaiserslautern, Pirmasenser Str. 8, Tel. 0631-696114; 68159 Mannheim, U 1, 2, Tel. 0621-1560425; 69115 Heidelberg, Das Carré, Rohrbacher Str. 6-8d, Tel. 06221-166825; 69117 Heidelberg, Hauptstr. 62, Tel. 06221-616166; 70173 Stuttgart-City, Lautenschlagerstr. 3, Tel. 0711-291469; 70372 Stuttgart-Bad Cannstatt, Bahnhofstr. 1-5, Tel. 0711-562113; 71063 Sindelfingen, Mercedesstr. 12, Tel. 07031-411388; 71084 Böblingen, Kaufzentrum Sindelfinger Allee, Tel. 07031-233664; 71638 Ludwigsburg, Marstall-Center, Tel. 07141-902879; 72070 Tübingen, Kirchgasse 2, Tel. 07071-52571; 72764 Reutlingen, Metzgerstr. 4, Tel. 07121-320415; 73230 Kirchheim unter Teck, Teck-Center, Stuttgarter Str. 2, Tel. 07021-734270; 73430 Aalen, Marktplatz 20, Tel. 07361-66543; 73728 Esslingen-City, Roßmarkt 1, Tel. 0711-350199; 73733 Esslingen-Weil, Neckar-Center, Weilstr. 227, Tel. 0711-386905; 74072 Heilbronn, Sülmerstr. 34, Tel. 07131-962138; 75172 Pforzheim,

Bahnhofstr. 10, Tel. 07231-353071; 76133 Karlsruhe, Kaiserstr. 170, Tel. 0721-24845; 76829 Landau, Rathausplatz 10, Tel. 06341-85818; 77652 Offenburg, Steinstr. 28, Tel. 0781-1665; 78050 Villingen-Schwenningen, Niedere Str. 37, Tel. 07721-32575; 78224 Singen, Scheffelstr. 9, Tel. 07731-68642; 78462 Konstanz, Hussenstr. 24, Tel. 07531-15329; 78532 Tuttlingen, Hecht-Carré, Königstr. 2, Tel. 07461-76961; 79098 Freiburg, Rathausgasse 17, Tel. 0761-381213; 80331 München-City, Asamhof, Sendlinger Str. 28, Tel. 089-264159; 80797 München-Nordbad, Schleißheimer Str. 100, Tel. 089-1238685; 83022 Rosenheim, Stadtcenter, Kufsteiner Str. 7, Tel. 08031-33536; 83278 Traunstein, Maxstr. 33, Tel. 0861-69506; 83395 Freilassing, Hauptstr. 29, Tel. 08654-478777; 85057 Ingolstadt-West, West-Park, Tel. 0841-87822; 86150 Augsburg, Viktoriapassage, Tel. 0821-155482; 87435 Kempten, Fischersteige 4, Tel. 0831-24503; 87700 Memmigen, Kreuzstr. 3, Tel. 08331-925764; 88212 Ravensburg, Eisenbahnstr. 8, Tel. 0751-14489; 89077 Ulm-Weststadt, Blautal-Center, Blaubeurer Str. 95, Tel. 0731-9314111; 89231 Neu Ulm, Mutschler-Center, Borsigstr. 15, Tel. 0731-723023; 90402 Nürnberg-City, Pfannenschmidsgasse 1, Tel. 0911-2448834; 90473, Nürnberg-Langwasser, Franken-Center, Glogauer Str. 30-38, Tel. 0911-8000152; 90762 Fürth, City-Center, Alexanderstr. 11, Tel. 0911-773663; 91054 Erlangen, Hauptstr. 46, Tel. 09131-201043; 91126 Schwabach, Königstr. 2, Tel. 09122-16849; 93047 Regensburg, Maximilianstr. 14, Tel. 0941-51150; 94469 Deggendorf, Degg—s Einkaufspassage, Hans-Krämer-Str. 31, Tel. 0991-3790052; 95028 Hof, Ludwigstr. 47, Tel. 09281-3641; 95326 Kulmbach, Fritz Einkaufsgalerie, Fritz-Hornschuh-Str. 9, Tel. 09221-947870; 96052 Bamberg, EKZ Atrium, Ludwigstr. 2, Tel. 0951-202588; 96450 Coburg, Steinweg 24, Tel. 09561-99414; 97070 Würzburg, Kaiserstr. 16, Tel. 0931-15608; 97421 Schweinfurt, Markt 21, (Eröffnung Oktober 2000); 98527 Suhl, Lauterbogen-Center, Friedrich-König-Str. 21, Tel. 03681-708536; 99085 Erfurt-Nord, Thüringen-Park an der B 4, Tel. 0361-7462048.
*STELLA-ESSENZEN, 73066 Uhingen, Bleichereistr. 41, Tel./Fax 07161-939630, Fax 07161-939631.
*Fa. STEPHAN, 59755 Arnsberg, Mendenerstr. 14, Tel. 02932-25000, Fax 02932-81611.
*VON DER GATHEN BIOCOSMETIC, 40237 Düsseldorf, Achenbachstr. 109, Tel. 0211-6801088; 50672 Köln, Ehrenstr. 35, Tel. 0221-256636.

In der Schweiz:
*INTERWEGA Handels GmbH, CH-8863 Buttikon, Kantonsstr. 49, Tel. 055-4441854, Fax 055-4442477.

In Österreich:
ART OF BEAUTY, Kosmetik Selbermachen, A-4600 Wels, Trauseneggerdamm 20, Tel./Fax 07242-57226.
*CREATIV-COSMETIK, A-5020 Salzburg, Ganshofstr. 8, Tel. 0662-848802, Fax 0662-848803.

Die mit * gekennzeichneten Firmen betreiben auch Versandhandel.
Einige Substanzen erhalten Sie auch in Reformhäusern, Drogerien, Apotheken, Bioläden und Lebensmittelläden. Vergleichen Sie die Preise!

Hinweis:
Autoren und Verlag bemühen sich, in diesem Verzeichnis nur Firmen zu nennen, die hinsichtlich der Substanzen und Preise zuverlässig und günstig sind. Trotzdem kann eine Gewährleistung von Autoren und Verlag nicht übernommen werden. Irgendwelche Formen von gesellschaftsrechtlicher Verbindung, Beteiligung und/oder Abhängigkeit zwischen Autoren und Verlag einerseits und den hier aufgeführten Firmen andererseits existieren nicht.

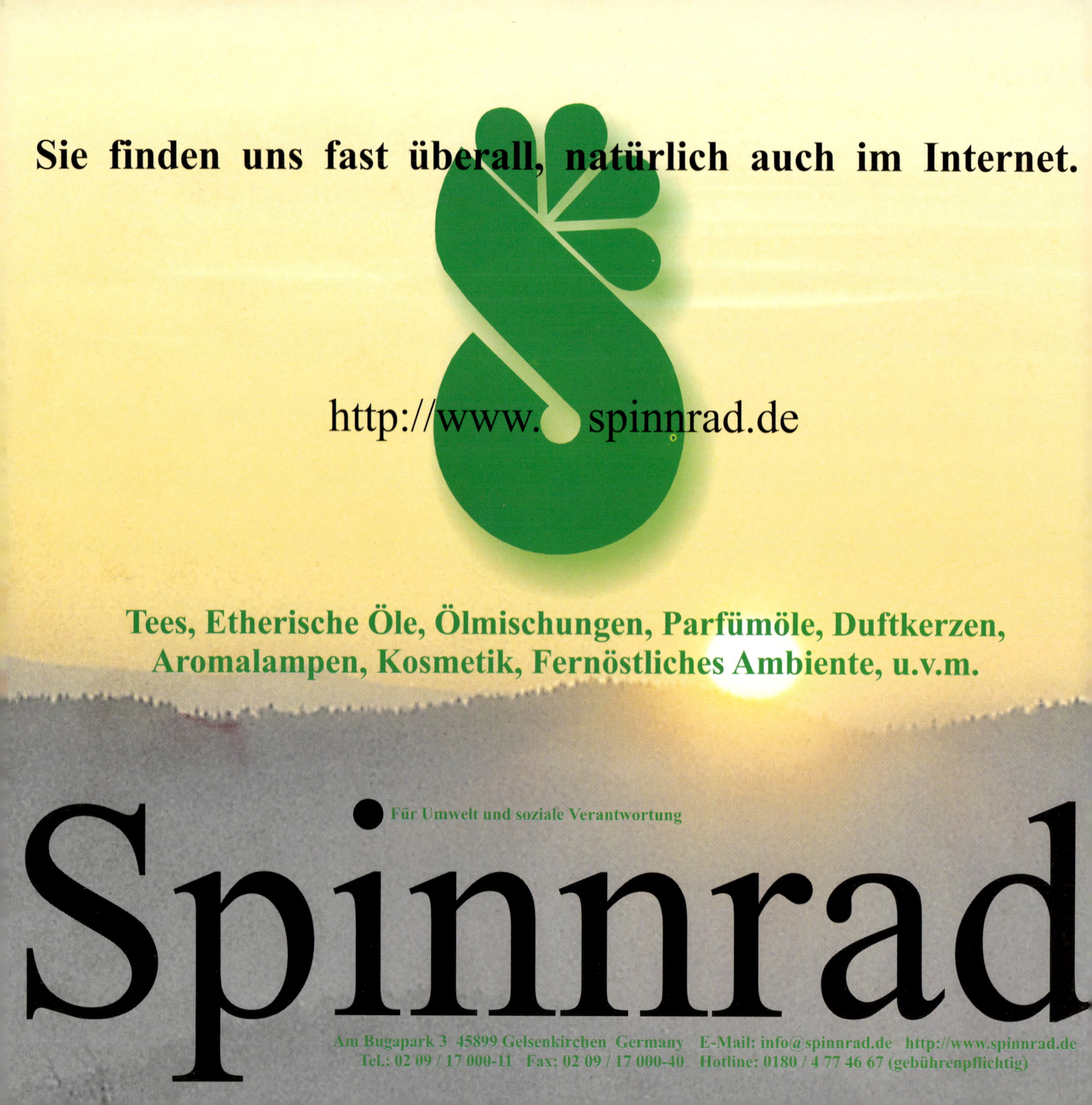
Sie finden uns fast überall, natürlich auch im Internet.
http://www.spinnrad.de
Tees, Etherische Öle, Ölmischungen, Parfümöle, Duftkerzen,
Aromalampen, Kosmetik, Fernöstliches Ambiente, u.v.m.
Für Umwelt und soziale Verantwortung
Spinnrad
Am Bugapark 3 45899 Gelsenkirchen Germany E-Mail: info@spinnrad.de http://www.spinnrad.de
Tel.: 02 09 / 17 000-11 Fax: 02 09 / 17 000-40 Hotline: 0180 / 4 77 46 67 (gebührenpflichtig)